# Cuenta regresiva del embarazo

Nueve meses de consejos prácticos
y verdades sin censura

**VIVIR MEJOR**

*Cuenta regresiva del embarazo.*
*Nueve meses de consejos prácticos*
*y verdades sin censura*

Título original: *The Pregnancy Countdown Book*
*Nine Months of Practical Tips, Useful Advice,*
*and Uncensored Truths*

Primera edición, enero 2013

Traducción de Carolina Alvarado

D.R. © 2006, Susan Magee
   Todos los derechos reservados.
   Primera publicación en inglés por Quirk Books,
   Philadelphia, Pennsylvania.
   Derechos gestionados a través de la agencia literaria
   Ute Körner Literary Agent, S.L., Barcelona
   www.uklitag.com

D.R. © 2013, Ediciones B México, S. A. de C. V.
   Bradley 52, Anzures DF-11590, MÉXICO
   *www.edicionesb.mx*
   *editorial@edicionesb.com*

ISBN   978 - 607 - 480 - 363 - 1

Impreso en México  |  *Printed in Mexico*

Susan Magee y la doctora Kara Nakisbendi

# Cuenta regresiva del embarazo

Nueve meses de consejos prácticos
y verdades sin censura

Traducción de Carolina Alvarado

**VERGARA**

MÉXICO · BARCELONA · BOGOTÁ · BUENOS AIRES · CARACAS · MADRID
MONTEVIDEO · MIAMI · SANTIAGO DE CHILE

# Prólogo

Una de las tantas cosas que he aprendido en mi carrera de obstetra es que cada embarazo y parto son una experiencia única. No hay dos nacimientos iguales.

La única similitud es que todas las mujeres embarazadas experimentan una amplia gama de emociones. Si bien hay una gran dicha y felicidad, al mismo tiempo hay dudas, preocupaciones y ansiedad. He visto a muchas mujeres seguras de sí mismas que, independientemente de su experiencia o educación, dudan de su capacidad de dar a luz y de convertirse en madres maravillosas.

Hay varios factores que contribuyen a esta «neurosis del embarazo»: feliz en un momento y asustada y dudosa al siguiente. Sin embargo, podemos encontrar la raíz de esta preocupación en nuestro miedo a perder el control por completo. Planeamos muchos aspectos de nuestras vidas y (con suerte) planeamos el momento exacto en que concebiremos. Pero a partir de ese momento, las mujeres embarazadas caminan por una cuerda floja, tambaleándose entre sentirse normales y sentirse parte de un experimento científico.

A pesar de ser ginecóloga obstetra, yo experimenté estos mismos miedos cuando me convertí en madre. Me preocupé por el vino que tomé antes de enterarme de que estaba embarazada; me preocupé de que mi embrión recién implantado se «desprendiera» si hacía demasiado ejercicio. Me hubiera servido leer los consejos tranquilizadores que se encuentran en este libro.

La clave para minimizar tus miedos sobre el embarazo es tener tanta información precisa como sea posible. Hay disponibles muchos libros sobre el embarazo que te proporcionarán todos los datos y detalles del embarazo, pero lo que distingue a *Cuenta regresiva del embarazo* son los detalles emocionales. Susan Magee te conducirá a través de cada etapa del embarazo, día a día, y te hará sentir como si te leyera la mente; te permitirá experimentar todo el rango de emociones del embarazo sin culpa e incluso te hará sentir orgullosa de sentirlas.

Por otra parte, también te ayudará a mantener expectativas razonables de tu pareja que contribuirán a que la relación sobreviva. Valorarás estas páginas porque su sentido del humor y su gran claridad sobre la esencia del embarazo te ayudarán a sentirte aterrizada y casi normal.

Me sorprende que nos cuestionemos, como mujeres, sobre nuestras facultades maternales y que siempre sintamos que podríamos hacer mejor las cosas. No importa si nos costó trabajo embarazarnos, si pasamos por muchas pérdidas o si tuvimos complicaciones médicas durante el embarazo, todas pensamos que debimos hacer más. Con este libro, Susan Magee te ayudará a liberarte de esos pensamientos negativos proporcionándote palabras diarias de sabiduría del embarazo. Sobre todo, te ayudará a entender que serás una gran madre, porque te importa mucho y quieres sólo lo mejor para ti y para tu bebé.

Kara Nakisbendi

# Introducción

Te diré algo sobre el embarazo que yo hubiera deseado que me dijeran directamente y muy al principio:

El embarazo es maravilloso, dichoso y milagroso, *pero también es un trabajo difícil.*

Sí, *el embarazo es un trabajo difícil.*

Ya está, lo saqué y queda plasmado en esta página. (Mientras estemos sacando cosas, aprovecha para guardar las copas de vino, el menú a domicilio del sushi y tu ropa interior de encaje favorita, no necesitarás estas cosas por un tiempo).

Jamás he leído un libro sobre el embarazo que esté dispuesto a arriesgarse y que coloque la palabra *difícil* en la primera página, ya no digamos en el resto del libro. Muchos libros y sitios de internet sobre el embarazo tienen una palabra clave para describir lo difícil del embarazo: *complejo*. Para mí, «complejo» es un calificativo que describe a los carbohidratos, pero el embarazo pertenece a otro universo de experiencias.

De los muchos libros y sitios de internet que he leído —las embarazadas tienen un apetito insaciable de información—, algunos se refieren a esta dificultad con frases como «tendrás tus altas y tus bajas» o «es un cambio tremendo» o «te vas a preocupar, pero no debes preocuparte demasiado, es normal». En un sitio particularmente audaz encontré un artículo titulado: «Nadie dijo que el embarazo sería sencillo».

Cerca, pero no es lo mismo que afirmar que es difícil.

Difícil no significa que te arrepientas de estar embarazada, tampoco que no serás una madre fabulosa. El embarazo es extraordinario, maravilloso y también dichoso, disfrutable, cómico, totalmente llevadero y, sí, difícil.

## ¿Por qué la cuenta regresiva?

Existe una razón por la que muchas embarazadas se obsesionan con su fecha probable de parto (de hecho, muchas actúan como si fuera un dato grabado en piedra y proporcionado por un hombre barbudo con túnica).

Es porque tu cuerpo está a punto de convertirse en un gran experimento científico, con todo y sus correspondientes efectos secundarios poco glamorosos, pegajosos y que pican, y tu fecha probable de parto marca el final de todo eso. Y, mejor aún, es el día que conocerás a tu bebé.

Durante los siguientes nueve meses tendrás toneladas de dudas y preguntas:

«¿En verdad saldrá mi bebé con diez deditos en los pies?».

«¿En verdad seré una buena madre?».

«¿Podré con el trabajo y el bebé?».

«¿Tendremos suficiente dinero?».

Es difícil pasar nueve meses con esta clase de preguntas imponentes girando en tu cabeza. Así que empieza una cuenta regresiva de los días conforme te acercas a las respuestas. Y la cuenta regresiva pasa por varios hitos diferentes a lo largo del camino.

En el primer trimestre, cuando probablemente sientas náuseas y cansancio la mayor parte del tiempo, la cuenta regresiva será para la llegada del segundo trimestre, cuando la mayoría de las mujeres empiezan a sentirse mejor.

Si eres de las mujeres que han tenido problemas para embarazarse o que previamente han tenido pérdidas, el primer trimestre puede ser más difícil. Es posible que celebres cuando pases todos y cada uno de los momentos importantes, por pequeños que sean, como escuchar el latido del corazón y ver al bebé en el ultrasonido, porque tu cordura depende de ellos.

Conforme se acerque el final del embarazo, en especial si la fecha probable llega y se va sin que haya señales del bebé, tal vez empieces a contar los *minutos*. Yo he estado en esa situación y no es lindo. Ahí me encontraba, dos semanas enteras después de la fecha probable de parto, usando el único par de pantalones que todavía le quedaban a mi enorme vientre. Ninguno de mis zapatos me entraba y me resultaba especialmente humillante porque había comprado tres pares nuevos en mi octavo mes y tenía que ir a todas partes con las chanclas de mi esposo. Lloraba varias veces al día porque mi cuello uterino no mostraba ninguna señal de moverse por su propia cuenta, aparentemente nunca.

Como hemos aprendido de la canción de Tom Petty, la espera es la parte más difícil. Y esto es especialmente cierto para las embarazadas. Hay que esperar para tener la primera consulta con el médico, esperar para escuchar el latido del corazón, esperar para que se empiece a notar que estás embarazada, esperar para que dejes de tener náuseas y cansancio, esperar para que el bebé se mueva, esperar la fecha del ultrasonido, esperar a que la gente deje de tocarte la panza, esperar que empiece la labor de parto… Y la espera no terminará hasta que tu doctor o partera te entregue al bebé y te diga: «Aquí tienes a tu hermoso bebé, y está perfecto». (Y entonces empezará la espera para que el bebé duerma la siesta…, pero eso vendrá en mi siguiente libro).

Así que hacemos una cuenta regresiva.

## Lo único que queremos es que nos comprendan

Éste es el libro que no sabía que necesitaba cuando estaba embarazada. En aquel entonces no encontré validación a mis sentimientos. Una parte de mí estaba llena de dicha, pero otra parte, después de darme cuenta de que todavía me quedaban semanas y meses por pasar, sólo quería llorar. Terminé consiguiendo esta validación mucho tiempo después, cuando conocí a otras madres y escuché la misma pregunta: «Sí, ¿por qué nadie te dice lo difícil que es?».

A lo largo del último año he hablado con mis amigas y sus amigas, he visitado grupos de estimulación de niños y me he acercado a las embarazadas en la escuela de mi hijo y en las tiendas de abarrotes. A todas estas mujeres les pregunté que qué era lo difícil de estar embarazada y qué las hacía sentir mejor. Cuando veas el título «Consejos desde las trincheras», estaré compartiendo directamente contigo la sabiduría de estas mujeres. La mayoría aceptó que pusiéramos su nombre, pero algunas no (en esos casos pusimos «Mamá anónima»). Pero ten por seguro que todas son mujeres reales de varios entornos distintos que ya han pasado por esto y salieron sanas y salvas de Embaracilandia con un bebé en brazos.

En estas páginas encontrarás perlas de sabiduría, cosas que te harán reír y sugerencias para sobrevivir los nueve meses más sorprendentes de tu vida. Y si, además, haces el recorrido vestida con un par de prendas lindas de maternidad, qué mejor.

## El doctor que deseé tener

Cuando mi editor me solicitó que colaborara con un doctor para hacer este libro, inmediatamente comprendí la sabiduría de involucrar a un profesional de la medicina, pero también me deprimió. Ya me había costado suficiente trabajo encontrar un buen doctor para que atendiera el nacimiento de mi hijo y, de igual manera, dar a luz a un libro puede ser casi tan difícil. Pensé: «¿Cómo voy a encontrar un doctor para *este* "bebé"?». Entonces, mi hermana Clare me dijo que simplemente tenía que llamar a la doctora Kara Nakisbendi. «Es genial —dijo Clare—. Puedo verla trabajando en este libro contigo».

Kara es madre de dos niños pequeños y es una maravillosa doctora y persona: una de esas raras profesionales de la medicina que te llama de inmediato y te hace sentir que sin lugar a dudas estás en las manos correctas. Es compasiva, sabia y te escucha. Después de que recomendé a Kara con una amiga, le pregunté cómo le había ido en la cita y mi amiga simplemente dijo: «¡Wow!». Hemos decidido que Kara tiene sangre de curandera.

Aunque este libro tiene un poco de información médica general (que escribió Kara con el subtítulo de «Por órdenes de la doctora»), ésta no debe suplir jamás el consejo de tu médico. Utilízala como punto de partida para empezar una conversación con tu propio ginecólogo o partera. Siempre sigue el consejo de tu médico, pues ningún libro, sin importar qué tan detallado sea, sustituye el lugar de un verdadero profesional de la medicina. Recuerda que tu doctor o partera es la persona que conoce mejor tu situación y a ti.

### Y una cosa más...

Me gustaría agradecerte por permitirme ser parte de tu experiencia personal en la cuenta regresiva de tu embarazo. Si alguna de las cosas que están escritas aquí te inspira, te hace sentir mejor en un mal día, te da validación o simplemente te hace reír, entonces sabré que valió la pena escribir este libro.

Buena suerte y buena salud en esta etapa que es la mayor travesía de tu vida: tu viaje hacia la maternidad.

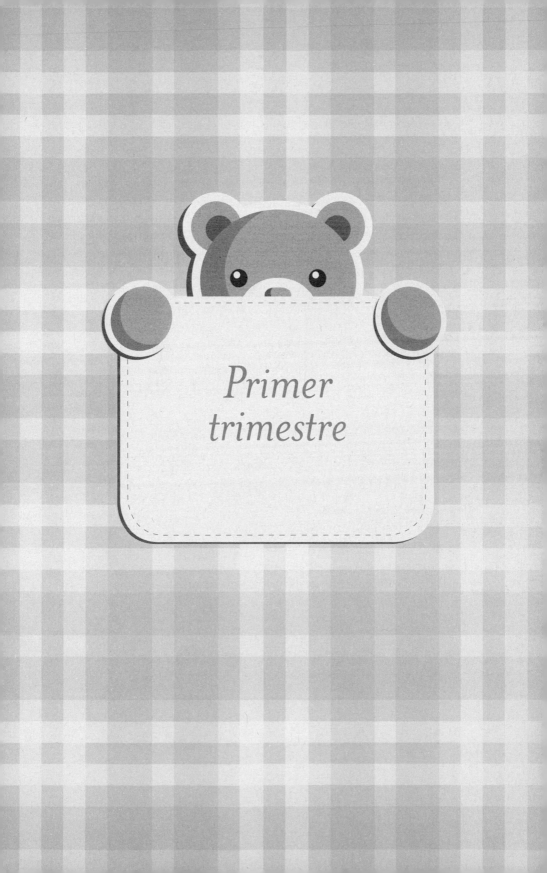

Primer
trimestre

# Días 280-274

### Toda la verdad y nada más que la verdad
### ¡Ni siquiera estás embarazada todavía!

Bienvenida a la primera semana del conteo regresivo de tu embarazo. Este embarazo, como todos los demás, empieza en el día 280 y durará aproximadamente 40 semanas. Excepto que, ¿adivina qué?, en el día 280, que es el primer día de tu embarazo, todavía no estás embarazada. ¡De hecho, acabas de empezar tu periodo! Qué desconcertante, ¿no? Si estás confundida, no estás sola. Sigue leyendo…

### En este momento
### Te enfrentas al primer reto del embarazo

El embarazo es una experiencia maravillosa, también es difícil en muchos aspectos. De hecho, la primera dificultad del embarazo es comprender exactamente por qué se considera que dura 280 días cuando todos tus cálculos matemáticos demuestran lo contrario. Entonces, ¿por qué tu doctor o partera siguen con la farsa? Porque están usando el método de la fecha de la última menstruación (FUM) para calcular la duración de tu embarazo. Hablaremos más sobre esto la próxima semana.

### Consejos desde las trincheras
### ¡Aprovecha estas dos semanas!

«A pesar de haber tenido ya dos embarazos, todavía sigo sin entender el asunto de la FUM. Lo que entiendo es que mis primeras dos semanas de embarazo, cuando ni siquiera estaba embarazada, fueron las únicas semanas fáciles».

Clare, mamá de Annie y Grace

14

# Días 273-267

## Cómo entender el método de la FUM

Olvida todo lo que crees que sabes sobre la fecha de la concepción. El día que creas o sepas que te embarazaste no importa. Tu doctor o partera siempre calcularán tu fecha probable de parto a partir de la fecha de la última menstruación (FUM). La razón principal de calcular tu embarazo a partir de este momento (y no del día que ovulaste y te embarazaste) es que muchas mujeres no saben exactamente cuándo ovularon. Para que todas las mujeres embarazadas se ajusten a un mismo calendario, a pesar de las variaciones en sus ciclos, tu doctor o partera utilizará la FUM como igualador. Así que súmate a la confusión de todos los que no somos profesionales de la medicina. Lo importante es que la FUM funciona y, sobre todo, sirve para calcular tu fecha probable de parto.

## Por órdenes de la doctora
### Comprende que nuestra locura tiene su método

«Calcular la duración del embarazo con base en tu FUM es confuso, pero tiene sentido si consideras que cuando una mujer tiene su periodo, su cuerpo se prepara para concebir. Los doctores se refieren a la *edad gestacional*, que es el tiempo que llevas embarazada a partir de tu FUM, y a la *edad fetal*, que es la edad real del bebé en crecimiento. En general, la edad gestacional estará siempre dos semanas adelantada y la edad fetal siempre estará dos semanas atrasada. La mayoría de las referencias al embarazo hablan del desarrollo correspondiente a la edad gestacional y no a la edad fetal, pero puedes fijarte en ambas conforme leas sobre tu embarazo».

K. N.

# Días 266-260

## En este momento
### Tal vez *mittleschmertzeaste*

*¿Mittle* qué? *Mittleschmertz* es solamente una manera divertida de decir que ovulaste o que estás a punto de ovular. Algunas mujeres saben cuando ovulan gracias a un dolor llamado *mittleschmertz*, que literalmente significa «dolor medio». Ah, y también hiciste otra cosa esta semana: tuviste sexo. (Ahora todos lo sabemos. ¿No te alegra saber que tus papás no están leyendo este libro?).

## ¡Alerta!, prepárate para esperar
### ¿Estoy?

*Mittleschmertzeaste*, tuviste sexo y ahora a esperar. Y esperar y esperar más. Esperar para ver si llega tu siguiente periodo es tu primera excursión oficial a la Tierra del Limbo del Embarazo. Vas de un lado a otro, convencida en un momento de que estás embarazada y al siguiente de que no. Tal vez incluso compres una caja de tampones súper grandes en un intento por hacer magia y revertir el hechizo. Por el momento, sólo hay algo cierto: tendrás que estar alerta, ¡prepárate para esperar!

## Consejos desde las trincheras
### Tan segura pero tan equivocada

«Siempre habrá mujeres que digan saber en qué momento concibieron. Yo pensaba que reconocería el minuto exacto de la concepción. Como es algo tan especial, simplemente piensas que tu cuerpo lo sabrá de inmediato. Cuando me hice mi primera prueba de embarazo, estaba convencida de que sería negativa y me sorprendió estar equivocada. Así que uno nunca sabe».

Alexis, mamá de Eva

# Días 259-253

### Toda la verdad y nada más que la verdad
### No todos los trimestres son iguales

Ésta es otra de esas cosas confusas del calendario del embarazo que hay que aclarar. El embarazo tiene cuarenta semanas y cuarenta no es divisible entre tres, por lo cual habrá cierta variación en la duración de cada trimestre. Algunos libros dicen que el primer trimestre termina después de la semana 12; otros (como el que tienes en tus manos), que en la semana 13; y unos más dan otra fecha. No te preocupes. En general, sabrás que tu primer trimestre terminó cuando puedas permanecer despierta después de las 7 p.m. y no vomites cuando te estés bañando.

### Por órdenes de la doctora
### Reconoce los primeros signos

«¿Estás buscando una señal anticipada de embarazo? Después de que el espermatozoide fertiliza el óvulo en las trompas de Falopio, el embrión viaja al útero y se implanta en el revestimiento. Es posible que en este momento tengas un ligero manchado, esto ocurre más o menos en las fechas que esperas tu periodo menstrual y lo más probable es que sea sangre oscura o marrón y en poca cantidad, o podría ser muy ligera y mucosa. Aunque no le pasa a todas las mujeres, y ambas situaciones son normales, ésta es en realidad la primera señal de que estás embarazada, así que ¡felicidades!».

K.N.

### Lista de pendientes
### Compra al menos tres pruebas de embarazo

Cuando vayas a comprar las pruebas de embarazo que pronto utilizarás, compra por lo menos dos o tres. Muchas mujeres que sospechan estar embarazadas hacen la prueba demasiado pronto, por si acaso. Luego la vuelven a hacer la siguiente semana, por si acaso. Y luego otra vez, por si acaso. En conclusión: necesitarás tres.

# Día 252

### ¿Cómo se pronuncia «amenorrea»?

Ya pasó un mes desde tu último periodo y ahora tienes amenorrea. Para esta condición no necesitas antibióticos, se trata tan sólo de la ausencia del periodo menstrual. Para la mayoría de las mujeres que no presentó manchado, ésta es la primera señal de que se está cocinando un bebé. La gran interrogante se resolverá pronto.

### En este momento
### Puedes intentar hacer una prueba

Dependiendo del momento exacto en que hayas concebido, algunas pruebas caseras de embarazo pueden detectar la reveladora hormona de gonadotropina coriónica humana (GCH) en tu orina y darte un resultado positivo.

El momento exacto de la implantación y el aumento de GCH puede variar de mujer a mujer, así que los resultados en este momento son poco fiables. No te sorprendas si tu prueba resulta negativa; tendrás un resultado más preciso si esperas a la siguiente semana, pero obviamente no podrás esperar porque el suspenso está matándote.

### Lista de pendientes
### Manda a la fiestera de vacaciones

Haz algo que te dará mucha tranquilidad mental en el futuro. En cuanto sospeches que puedes estar embarazada, deja de tomar alcohol. Incluso si sólo tomas de vez en cuando, te sentirás muy mal cuando tu doctor o partera confirme que estás embarazada. Usa el mismo razonamiento con otras actividades que no son seguras: fumar, comer sushi, barnizar muebles, cambiar la arena del gato, montar a caballo, subirte a la montaña rusa y (por supuesto) lanzarte en paracaídas.

# Día 251

## Cómo visualizar a tu bebé

Tu bebé es, en este momento, apenas un blastocito, todavía no un bebé. Es un grupo de células que se multiplican muy rápido. Es difícil de creer, pero la persona que algún día te dirá «te quiero, mamá» apenas es del tamaño de la cabeza de un alfiler.

## En este momento
### Por fin inicia tu conteo regresivo día a día

Si tienes suficiente GCH en tu sistema, puedes realizar una prueba casera ahora, cuando tengas un día de retraso en tu periodo, y confirmar que estás embarazada. Si así es, tu cuenta regresiva —la real— empezará hoy en el día 251, un poco después de un mes tras tu FUM. ¡Felicidades!

Si no supiste que estabas embarazada de inmediato y te estás uniendo a la cuenta regresiva un poco tarde, no hay problema. Solamente cuenta a partir de la FUM hasta hoy, resta ese número de días a los 280 días. El resultado será tu número oficial de inicio de la cuenta regresiva. Tal vez quieras saltarte hasta a esa página en este momento y empezar a leer desde ahí. Felicidades, ya estás también en Embaracilandia.

## Toda la verdad y nada más que la verdad
### Tal vez te estés arrepintiendo de que ocurriera en este momento

Nada sale gratis en Embaracilandia. Siembre habrá un día feriado, cumpleaños, boda o clima desfavorable con el que tendrás que lidiar. Míralo de la siguiente manera: si estás embarazada en un verano caluroso, será una buena excusa para quedarte en la piscina todo el fin de semana; si estás embarazada en las vacaciones de fin de año, es posible que te atiendan más rápido en las tiendas, en especial si pones la mano sobre tu vientre y dices: «¡Ay! Esa patadita dolió».

# Día 250

## Lista de pendientes
### Conserva tu prueba

El embarazo será tal vez el mayor acontecimiento de tu vida, pero no tendrás muchos recuerdos tangibles. Habrá fotografías de tu vientre en crecimiento y tendrás la ropa de maternidad, pero cuando ya no vayas a tener más hijos, probablemente no querrás volver a ver nunca ropa *así* de grande, o al menos durante unos años, así que conserva tu prueba positiva de embarazo para la posteridad.

## Consejos desde las trincheras
### Pánico del embarazo

«Me costó tanto tiempo lograr embarazarme y finalmente tenía la prueba positiva en la mano. En ese momento me invadió el pánico de tener que dar a luz a un bebé y después convertirme en madre. Pensé: "¿Qué clase de persona soy?". Hasta que platiqué con otras mujeres de mi grupo de apoyo de fertilidad me di cuenta de que es válido tener estos sentimientos, todos, incluso las dudas, sin importar cuánto tiempo te haya tomado lograr el embarazo».

Anna, mamá de Katherine

## Cómo darle la noticia a tu pareja

Seguramente habrás escuchado que algunas mujeres compran pequeños baberitos rosas y azules o sonajas, y que los colocan en cajitas lindas para sorprender a sus parejas. ¡Wow!, qué creativas y pacientes. Pero si no eres del tipo creativo y paciente, no te preocupes. Muchas mujeres simplemente lo gritarán por las ventanas o tomarán el teléfono y empezarán a difundir la noticia. No hay una manera correcta ni errónea de hacerlo. Si quieres gritar, grita. Estás embarazada, es algo importante y puedes hacer lo que se te dé la gana.

# Día 249

## En este momento
### ¿En verdad estoy...?

Mientras más felices estén tú y el futuro papá con el embarazo, las dudas serán más oscuras y angustiantes acerca de tu prueba casera de embarazo. ¿Tal vez lo hiciste mal? ¿Será que no esperaste suficiente tiempo?, ¿o esperaste demasiado? ¿No se habrá sacudido mucho la caja en el trayecto a la casa? Aunque estas ideas no son totalmente racionales, son comprensibles. Es común empezar a sentirse «oficialmente embarazada» hasta que el doctor o la partera haga una prueba (probablemente la misma que tú) y te diga: «estás embarazada».

## Lista de pendientes
### Si te sientes bien, sigue haciendo ejercicio

A excepción de los deportes como bucear o montar a caballo, y deportes extremos como las carreras colina abajo, no hay ningún problema en continuar con la mayoría de los programas de ejercicio, siempre y cuando sigas sintiéndote bien. Simplemente escucha tu cuerpo y limita tu actividad en el momento que dejes de sentirte bien. Habla con tu médico para que te dé lineamientos más específicos.

## Por órdenes de la doctora
### Acepta la realidad de tu embarazo

«Este momento puede ser muy extraño. Además de que no tuviste tu periodo y que tus senos están extremadamente adoloridos, probablemente no te sientas tan diferente. Es muy difícil convencerse de que es cierto lo que dice la prueba de embarazo. También es difícil convencerse de que no harás desaparecer el resultado de alguna manera. Es posible que te preocupes de que si haces ejercicio, tu embrión se desprenderá del útero. Yo les he asegurado a mis pacientes que si esto fuera verdad, no hubiéramos sobrevivido como especie. Independientemente de tu educación, no estás a salvo de los insólitos miedos que abruman a todas las mujeres embarazadas».

K.N.

# Día 248

## Toda la verdad y nada más que la verdad
### La reacción de tu pareja puede decepcionarte

Tal vez tu pareja no te tome entre sus brazos y te dé un gran beso, sino que decida correr victorioso alrededor de la mesa del comedor. Éste es un impulso evolutivo, el mismo que hace que los jugadores de futbol salten unos sobre otros cuando alguien hace un gol. Éste es el gol de tu pareja. Implantó su semilla y se siente orgulloso. Déjalo tener su momento; puede portarse romántico después.

Y si su expresión de dicha se convierte pronto en sorpresa y temor, perdónalo. El embarazo da miedo y sorprende cuando te enteras.

## Consejos desde las trincheras
### Abraza con cuidado

«Le di la gran noticia a mi esposo y empezamos a llorar y a abrazarnos. Debí recordar que los abrazos siempre terminan en sexo. Y pensé: "¿Estaré loca?". Tener sexo era lo último que se me hubiera ocurrido».

Mary, mamá de Avery y Jack

## En este momento
### Quizá ambos estén asustados

A pesar de toda esa felicidad conyugal es posible que ambos estén dudando sobre la decisión de convertirse en padres o arrepintiéndose de sus métodos anticonceptivos poco fiables. Ésta es la etapa del principio del embarazo de «¿qué hicimos?». Prácticamente todas las parejas, si son honestas consigo mismas, pasan por estas dudas y agitaciones. Acaban de cambiar sus vidas y su relación por completo: ¿cómo es posible no cuestionar la cordura de eso?

# Día 247

## Cómo calcular tu fecha probable de parto

1. Consigue un calendario, un lápiz con una buena goma, una calculadora y unos cuantos papeles sueltos.

2. Calcula cuándo empezó tu último periodo menstrual, por ejemplo, 20 de noviembre.

3. Toma esta fecha y réstale tres meses completos (en nuestro ejemplo eso sería el 20 de agosto).

4. Agrega siete días. (La ciencia sigue intentando descifrar por qué, tú sólo acéptalo y hazlo). En este caso, tu fecha probable de parto sería el 27 de agosto.

5. Si esto te provoca dolor de cabeza, entra a internet y busca una «calculadora de fecha probable de parto». Muchos sitios en línea hacen el cálculo por ti.

### En este momento
### ¡Tu fecha probable de parto es la ley!

Ya que sabes tu fecha probable de parto, actuarás como si un hombre barbado, envuelto en una túnica, hubiera descendido de la montaña y te hubiera dado unas tablas de piedra con la fecha cincelada. Es *así* de importante.

Las embarazadas, y ahora tú, veneran su fecha probable de parto por dos razones. La primera es que ésta es la fecha en la cual conocerán a su hermoso bebé. Y la segunda es que, aunque es emocionante estar embarazada, es reconfortante saber que este experimento científico no durará para siempre.

### Consejos desde las trincheras
### Una visita a la realidad

«De una vez sácate de la cabeza la idea de que darás a luz en tu fecha probable de parto. Probablemente no será así. Para mí nunca fue así. La primera vez, aunque mi médico me lo había advertido, cuando la fecha llegó y pasó, me sentí muy decepcionada».

Hope, mamá de Mary, Kevin y Vincent

# Día 246

### Toda la verdad y nada más que la verdad
### El engaño de la «fecha probable de parto»

Ya sabes cuál es tu fecha porque acabas de hacer el difícil cálculo, y ahora la tienes tatuada en el cerebro. A menos que el día de tu fecha probable de parto haya un huracán, una tormenta de nieve, un apagón que abarque todo el estado, o una huelga de enfermeras, probablemente *no* darás a luz ese día.

Tu embarazo no durará para siempre, pero la verdad sorprendente y decepcionante es que sólo una de cada veinte mujeres da a luz en su fecha probable de parto. La mayoría de las otras diecinueve dará a luz después de esa fecha: hasta catorce días después, el periodo más largo que tu doctor te permitirá continuar antes de inducir el parto.

### Por órdenes de la doctora
### Será mejor que pienses en una «semana probable de parto»

«Puede ser mejor no pensar en una fecha probable de parto sino en una semana o incluso un mes. Tal vez tengas la impresión de que esto es una ciencia exacta, pero los doctores no tienen idea de cuál es el factor que desencadena el trabajo de parto en una mujer. Por otra parte, además de que desconocemos el momento exacto de la concepción, nuestra carga genética también contribuye a determinar la duración de la gestación: hay una gran variación en el momento en que la naturaleza decide que ya terminó de hacer al bebé. En la práctica, es posible que sea cualquier fecha posterior a la semana 37. Desafortunadamente, muchas madres primerizas no dan a luz hasta la semana posterior a su fecha probable. Es una de las primeras lecciones dolorosas de la maternidad: no tienes ningún control».

K. N.

## Día 245

### Cómo visualizar a tu bebé

Un buen punto de referencia visual que te ayudará a imaginarte al bebé en las primeras semanas serán las frutas, verduras o semillas. Esta semana tu bebé es más o menos del tamaño de una semilla de ajonjolí o de 1.5 mm. Pero que el tamañito no te engañe: el bebé se está desarrollando a la velocidad de la luz. Su corazón ha empezado a latir; su cerebro y espina dorsal empiezan a formarse; el cordón umbilical, la línea de vida de tu bebé dentro del útero, ya se está desarrollando: le proporcionará oxígeno, extraerá los desperdicios y aportará a tu bebé todos los nutrientes que necesita para crecer y desarrollarse durante el resto de tu embarazo.

### Lista de pendientes

No olvides ver el panorama completo del embarazo

Aunque en este momento la fecha de parto parece muy lejana, verás que nueve meses (más los catorce días que probablemente se pase la fecha) tienen sentido no sólo *físicamente* —a fin de cuentas tu bebé tiene que desarrollar todas las partes de su cuerpo—, sino también *emocionalmente* para ti. Existen tres trimestres distintos y su propósito no es exclusivamente para que se desarrolle tu bebé. Algunas cosas son para ti.

Necesitas el primer trimestre para hacerte a la idea de tu embarazo. Ésta es la fase de «¡*#%&! Voy a ser la mamá de alguien».

Necesitas el segundo trimestre para sentirte mejor y estrechar el vínculo con tu bebé. Ésta es la fase de «¡*#%&! En verdad hay alguien ahí adentro».

Necesitas el tercer trimestre para que todo te pique, te irrite y se agrande. Ésta es la fase de «¡*#%&! Ya sáquenme a este bebé, no importa cuánto duela o el tiempo que se tarde».

Piénsalo de la siguiente manera: ¿estarías lista para tener al bebé el mes entrante? ¿O en tres meses? ¡Claro que no!

# Día 244

## Por órdenes de la doctora
Prepárate para unos cólicos serios

«Al principio del embarazo es posible que te sientas como si tu periodo se estuviera aproximando, justo en ese momento. Los cólicos son similares a los de la menstruación o peores, mucho peores, y son una parte normal e inesperada de las primeras semanas de embarazo. Incluso a mí me sorprendió la intensidad del cólico. En la residencia nunca nos enseñaron que los cólicos podían ser normales. Imaginen mi sorpresa, ¡y *yo* les digo a otras mujeres que no se preocupen!».

K. N.

## Toda la verdad y nada más que la verdad
¡Aaaah, tus senos adoloridos!

Sabías que te iban a doler o que estarían sensibles, pero ¿de qué se trata esta súbita agonía? Un día, probablemente pronto, si no es que ya te sucedió, tus senos pasarán de estar muy adoloridos a extremadamente adoloridos. Después se convertirán en dos montañas de amargo suplicio y tormento en tu pecho. Un sostén deportivo por las noches y una ley que establezca que nadie los toque serán la mejor manera de pasar este periodo en lo que ese infierno en tu pecho se apague, por lo general en el segundo trimestre. Así que aguanta, pero definitivamente no dejes de usar tu sostén en este momento.

## ¡Alerta!, prepárate para esperar
Tu primera cita con el doctor

Si pensabas que esperar para hacerte la prueba casera y esperar a ver los resultados era difícil (sí, lo fue), es posible que tengas que esperar hasta un mes o más para la primera cita con el médico (sí, eso será peor). Así que, esperar a que tu ginecólogo te otorgue el sello oficial de embarazada se convertirá en tu nuevo reto de paciencia en Embaracilandia.

# Día 243

### Cómo encontrar un médico o partera, y pronto

Algunas mujeres entrevistan a sus médicos y parteras potenciales incluso antes de embarazarse. Si tú no eres tan organizada (o si tu embarazo fue una sorpresa), no te preocupes y no entres en pánico. Pide recomendaciones a amigos y familiares. Explora el hospital donde planees dar a luz a tu bebé o investiga un poco en sitios web confiables. Muchos de esos sitios publican los perfiles de sus ginecólogos y obstetras con sus datos curriculares, información sobre seguros de gastos médicos y a veces incluso sus filosofías sobre el nacimiento.

Haz al menos una cita tan pronto como puedas. Mientras tanto, sigue pidiendo más recomendaciones; al menos ahora sabes que ya tienes una cita programada.

### Por órdenes de la doctora
Que te vean antes si...

«Si tienes cualquier condición de salud como presión arterial alta o diabetes, deberás informarle a tu médico porque necesitarás que te revisen antes. La presión adecuada y el control del azúcar en la sangre al principio de la gestación pueden garantizar un embarazo sano. Si tuviste una pérdida anterior, probablemente también quieras que te vean antes. El doctor puede examinarte y revisar tu útero; en algunos casos, puede adelantar el ultrasonido para hacerte sentir más tranquila».

K. N.

# Día 242

### Lista de pendientes
### Pide tus vitaminas prenatales

Cuando programes tu primera cita con el doctor, coméntale a la recepcionista o enfermera que necesitas una receta para comprar vitaminas prenatales. Es importante que empieces a tomarlas ya. En este momento necesitarás cantidades específicas de muchas vitaminas, como ácido fólico, además de minerales, como calcio. Un multivitamínico de la farmacia tal vez no tenga lo que requieres. Puedes adquirir vitaminas prenatales en algunas tiendas naturistas o especializadas en vitaminas, pero primero deberás verificar con tu doctor o partera que contengan todos los nutrientes que tú y tu bebé necesitan.

### En este momento
### La comunicación con tu doctor o partera es clave

Para cuando termine tu cuenta regresiva, ya podrías obtener un doctorado en embarazo. Si por el momento no tienes opiniones firmes sobre el parto —las cesáreas, la anestesia epidural, las episiotomías (incisiones que se hacen para ayudar en los partos vaginales) y otros aspectos del parto—, tal vez las tengas después. Por ahora, lo más importante cuando hables con tu doctor o partera es asegurarte de que sea un buen comunicador y de mente abierta. De esa manera, conforme vayas educándote y descubras tus preferencias, podrás discutirlas con él o ella.

### Consejos desde las trincheras
### Busca un buen consultorio

«Cuando estaba buscando un buen ginecólogo, me aseguré de encontrar un consultorio que tuviera una enfermera disponible las 24 horas del día. Son mucho más accesibles que los doctores y seguramente tendrás millones de preguntas. Llamé tres veces antes de mi primera cita».

Cindi, mamá de Justin y Cara

# Día 241

## Toda la verdad y nada más que la verdad
### Información errónea sobre las parteras

El mayor mito sobre las parteras es que no atienden partos en los hospitales, pero, de hecho, muchas sí lo hacen.

Sin embargo, hay algunas parteras que sólo atienden partos en centros de nacimiento que no son instalaciones médicas. Asegúrate de preguntar cómo se encarga el centro de las situaciones de emergencia y cuánto tiempo toma hacer una cesárea de urgencia en caso de que te tengan que transferir a un hospital.

## Por órdenes de la doctora
### Dale la noticia a los demás cuando sientas que es el mejor momento

«Las pacientes siempre me preguntan cuándo deben o pueden decirles a sus familiares y amigos que están embarazadas. Algunas personas preguntan si es de mala suerte decirle a alguien durante el primer trimestre. No hay respuestas correctas ni erróneas. Una buena regla es: no le digas a nadie que, si ocurriera, no estés dispuesta a llamarle para comunicarle que tuviste un aborto. Puedes imaginarte lo difícil que sería llamar a todos si las cosas no salen como lo planeaste. Algunas personas prefieren esperar al final del primer trimestre, después de escuchar el latido del corazón. En ese momento el riesgo de aborto disminuye drásticamente».

K.N.

# Día 240

## Cómo mantener el secreto

Si has decidido mantener tu embarazo en secreto por un tiempo, esto es lo que debes hacer: *evade* y *miente*.

*Evade* a tus amigas, tu(s) hermana(s), tu madre o cualquier otra persona que pueda adivinar tus pensamientos.

Si no las puedes evadir, *miente*. Puedes decirles: «no, no estoy embarazada. No quiero vino porque tuve una gripe que no se me ha quitado por completo» o «eso sería un milagro si tomas en cuenta que no he tenido sexo en tres meses». (Simplemente no digas esto donde tu pareja pueda escucharte. Otros te perdonarán esa mentira en el futuro, pero él no).

## En este momento

### Te dará el síndrome premamá

Si no puedes mantener el secreto de tu embarazo, échale la culpa a tus hormonas. ¿Recuerdas cómo le echabas la culpa —y con razón— de todos tus malos humores y tus excesos de chocolate al síndrome premenstrual?

Ahora, probablemente estarás experimentando una forma extrema de síndrome premenstrual de Embaracilandia: el síndrome premamá. Empieza muy al principio de tu embarazo y dura varias semanas, en general todo el primer trimestre. Resurge en el tercer trimestre, pero al menos tienes un descanso de varias semanas. Los cambios de humor son memorables: como el síndrome premenstrual con esteroides. También puedes pasar de sentirte contenta a triste, de dichosa a miserable, de molesta a realmente irritada con tu pareja y después enamorada de él, todo en el transcurso de cinco segundos. ¡Uf! Intenta no tomarte demasiado en serio tus cambios de humor. (Dale a tu pareja este consejo también. Lo necesitará).

# Día 239

### ¡Alerta!, prepárate para esperar
### Falta mucho para oír el latido del corazón

En algunos días, el corazón de tu bebé empezará a contraerse, pero no lo podrás escuchar hasta dentro de varias semanas, lo más tempranamente sería en la semana 10, pero por lo general hasta la 12. Ésta es una de las esperas más difíciles en Embaracilandia y es difícil para todas las embarazadas. Ya que escuches el latido del corazón, no sólo podrás respirar más tranquila sabiendo que tu embarazo va bien, ahora tienes pruebas, además de cómo te sientes, de que tienes una personita dentro de ti.

### Lista de pendientes
### Regístrate en un foro en línea

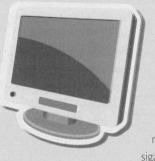

Si sientes mucho temor en este momento, o si te mueres por comentar la noticia de tu embarazo pero todavía es un secreto, un foro en línea puede ser una buena alternativa. Puedes escribir de forma anónima, puedes compartir tus sentimientos y puedes recibir mucho apoyo. Saber que no eres la única que está pasando por todos los sorprendentes dolores, sensaciones, miedos y revuelo emocional puede ser muy tranquilizador. (Sin embargo, no sigas los consejos médicos de nadie salvo de tu doctor).

### Consejos desde las trincheras
### Lidiar con una pérdida

« Tuve dos abortos antes de lograr un embarazo que llegara a término. Ambos fueron pérdidas terribles y una gran decepción. Lo primero que piensas es: "Algo debí de hacer mal para que esto me pasara". Me tomó mucho tiempo entender que no era mi culpa, a veces la naturaleza tiene un plan diferente al nuestro».

Beth, mamá de Scott

# Día 238

**En este momento**
¡Tienes 6 semanas de embarazo!

Ya pasó un mes completo desde que concebiste —más tus dos semanas gratis— y tienes 6 semanas de embarazo. Para este momento tu cintura puede estar un poco más ancha y los pantalones tal vez te queden un poco apretados. Pero muchas madres primerizas todavía están esperando que haya un cambio visible en sus vientres.

**Cómo visualizar a tu bebé**

Tu bebé mide ahora unos 6 mm, como una pequeña lenteja con cola. Pero es una leguminosa muy ocupada. Si pudieras ver a tu bebé, notarías puntos oscuros donde se empiezan a formar sus ojos y fosas nasales. Los pequeños agujeros a los lados de su cabeza indican dónde estarán sus orejas. Sus brazos y piernas ahora son pequeños muñones pero, para el final de esta semana, esos muñones empezarán a moverse gracias a la formación de fibras musculares. Para el final de la semana su corazón latirá con ritmo regular; también su espina dorsal y sus costillas empezarán a formarse.

**Toda la verdad y nada más que la verdad**
La hormona «vomitotropina»

Durante las semanas 6 y 7, la hormona de la GCH, la que hizo que tu prueba de embarazo diera positiva, ahora podría empezar a llamarse la vomitotropina coriónica humana. Gracias a la acumulación de esta hormona, muchas mujeres empiezan a sentirse mareadas, con náuseas, completamente exhaustas y, por lo general, bastante mal alrededor de estos días. Algunas mujeres con suerte todavía tienen unas cuantas semanas para sentirse bien. Si eres una de ellas, ¡disfrútalo!

# Día 237

## Toda la verdad y nada más que la verdad
### Estresarte por estar estresada

El estrés es inevitable, en especial al inicio del embarazo. Cualquier cambio importante, feliz o no, conlleva su tensión. Leerás que el estrés es malo para tu bebé. Esto sólo hace que te sientas más tensa, porque ahora te preocupa estar haciéndole daño a tu bebé. Cada año, millones madres que estuvieron estresadas, en especial al principio del embarazo, tienen bebés sanos y felices. Te reto a que trates de *no* estar estresada si tienes náuseas y toda tu vida acaba de cambiar. En este momento, sólo una habitante de Embaracilandia con una bolsa sobre la cabeza podría transitar sin estrés por la vida.

## Lista de pendientes
### Descansa de las noticias

Puedes reducir un poco el estrés si no ves ni escuchas las noticias; suceden muchas cosas malas y angustiantes pero en realidad no necesitas saberlas, en especial con tu estado mental vulnerable. Si ocurre algo realmente importante, te enterarás.

## En este momento
### Dale paso a los síntomas esperados e inesperados

A las 6 semanas (casi 7) de embarazo, tal vez todavía no tengas náuseas intensas, pero te empezará a suceder una gran cantidad de cosas físicas extrañas. A partir de este momento, cualquier molestia física y psicológica que experimentes, no importa qué tan rara, incluidas pero no limitadas a: cambios extremos de humor, distracción, pérdida de memoria, cansancio, dolor de cabeza, hambre e insomnio (los cuales a su vez te hacen estar más distraída, exhausta y sensible), generalmente estará relacionada con el embarazo, *siempre y cuando no haya fiebre*. En un par de semanas más, empezarás a presentar síntomas más notables como náuseas y fatiga (si no es que ya las tienes). No puedes fabricar una persona sin sentirlo.

# Día 236

## En este momento
### Tal vez estés recordando cada coctel que hayas tomado en tu vida

Ya sea una sola copa de vino o un alocado fin de semana en una despedida de soltera, te atormentará la cantidad de alcohol que hayas bebido antes de darte cuenta de que estabas embarazada. Si tomabas cualquier tipo de medicamento, probablemente también estés asustada. Siempre habrá algún motivo para preocuparte en tu primer trimestre.

## Por órdenes de la doctora
### Déjala ir...

«Celebré mi cumpleaños con varias copas de vino antes de saber que estaba embarazada y, al igual que tú, me arrepentí. Pero si el embarazo continúa más allá del primer trimestre, lo más probable es que el bebé esté bien. Al saberlo, dejé que mi preocupación se fuera. Lo más importante es dejar de tener comportamientos poco sanos en cuanto sepas de tu embarazo, y ser honesta con el médico sobre tus miedos. Tu doctor puede ayudar a aliviar tus peores preocupaciones».

K. N.

## Consejos desde las trincheras
### Es difícil portarse sano en este momento

«Hay tanta presión por estar sana en el embarazo, pero ¿cómo puedes estar sana cuando eres una vomitadora olímpica? En mi caso, en el primer trimestre me sentí muy mal y no muy sana».

Mary Beth, mamá de Trevor y Justin

# Día 235

### Cómo vivir sin alcohol por nueve largos meses

Incluso si estás preocupada por el alcohol que tomaste antes de darte cuenta de que estabas embarazada, probablemente no estés anticipando con alegría los nueve meses sin un coctel ocasional o una copa de vino. No, no eres una delincuente enferma mental, simplemente eres una bebedora social atrapada en Embaracilandia. Muchas madres embarazadas comparten tu dolor.

Por favor siéntete en libertad de extrañar tu vino blanco o tinto sin sentir vergüenza ni culpa. *Extrañar* no es lo mismo que *tomar*. Hay una gran diferencia.

### Toda la verdad y nada más que la verdad
### ¿Qué hice?

Realmente es normal y muy común seguir sintiéndose ambivalente, asustada, insegura e incluso triste por tu futuro como madre. Esto no significa que no estés contenta o emocionada, o que no lo vayas a estar, si es que no lo estás en este momento. Tienes un largo camino por recorrer. En lo que respecta a cambios de vida, es difícil encontrar otro tan monumental como éste.

### Consejos desde las trincheras
### Aterriza en la realidad de tu primer trimestre

«Quítate de la cabeza esa imagen de la embarazada tranquila y radiante con la mano sobre su hermoso vientre redondo. Eso vendrá después. El primer trimestre es para estar feliz; es para entender que te está creciendo una persona en el cuerpo. Esa noción no cabe ni en el vientre más grande».

Wanda, mamá de Tyree y Shanta

# Día 234

## En este momento
### Tal vez extrañes también tus otros placeres

No, no el sexo. Si te sientes enferma, eso será lo último en tu mente. Me refiero a los otros placeres: todas esas cosas pequeñas y no tan pequeñas que tienes que sacrificar durante el embarazo: *lattes* gigantes, refrescos de dieta, sándwiches de atún, sushi, correr 8 km, y así.

Aunque el embarazo te obsequia tantas cosas, no sólo kilos, sino también un hermoso bebé al final, estás dejando atrás tu vida como la conocías y como la vivías. Esto es difícil, incluso cuando lo haces por la mejor causa del mundo.

Obviamente, sabemos que nuestros bebés son más importantes que tomar una jarra de café al día, por eso renunciamos a nuestros placeres. Pero eso no significa que deje de ser difícil ni que nuestro deseo por esas cosas desaparezca.

## Consejos desde las trincheras
### A veces está bien aceptar tu resentimiento

«Tienes que hacer tantos ajustes durante el embarazo y renunciar a tantas cosas que hubo momentos en los cuales sentí resentimiento por todo el asunto. Por supuesto, eso me hacía sentir terrible, pero he descubierto que todas las madres se sienten un poco así, por lo menos una parte del tiempo».

Erica, mamá de Elizabeth

## Toda la verdad y nada más que la verdad
### La ropa de maternidad es cara

Hablando de resentimientos durante el embarazo, empieza a ahorrar desde ahora para tu ropa de maternidad. Prepárate, puede ser costosa.

# Día 233

## En este momento
### Desconfías de tu computadora

¿Es malo para el bebé usar la computadora? Según la Sociedad de Física de la Salud, incluso el uso prolongado de la computadora no es motivo de preocupación. Consulta en sitios confiables de internet sobre los mitos y realidades de otros peligros potenciales, como las máquinas de rayos X de los aeropuertos (no hay peligro a menos que te subas a la banda que escanea el equipaje) o las máquinas lectoras de la salida de las tiendas de autoservicio (no emiten radiación, sólo un láser incapaz de dañar el tejido humano).

## Toda la verdad y nada más que la verdad
### Apenas eres funcional en el trabajo

¿Tienes notitas autoadhesivas en todas partes? El embarazo afecta tu capacidad de enfocar tu atención, concentrarte, recordar y, en general, de mantenerte consciente. (Espera… ¿de qué hablábamos?). Trabajar durante tu primer trimestre será una de esas cosas que recordarás y dirás: «¿Cómo le hice para lograrlo?». Pero el punto es que tú, al igual que millones de otras embarazadas que trabajan, de alguna manera lo harás.

## Consejos desde las trincheras
### Cuéntale a una amiga de confianza en la oficina

«Cuando me embaracé, no le dije a nadie de la oficina excepto a mi mejor amiga. Así que cada vez que sentía náuseas, ella me pedía el elevador para que yo pudiera ir al piso vacío y vomitar en un baño sin testigos».

Dawn, mamá de Sophia y Eva

# Día 232

**Toda la verdad y nada más que la verdad**
El embarazo puede sentirse como un trabajo

No importa cuánto ames tu trabajo, odiarás trabajar este trimestre. Por lo pronto, tu jefe real es el embarazo.

No quieres tomarte un tiempo de descanso porque prefieres ahorrarlo para después, en caso de que lo necesites. Tampoco quieres viajar por asuntos de trabajo. (¿Cómo podrías sobrevivir a un avión si ni siquiera puedes meterte al elevador sin sentir arcadas?). Estás exhausta. No quieres trabajar. Ésta es la parte más difícil y desagradable del embarazo. Éstos son los días en los que el embarazo no se siente como una dicha sino como un trabajo arduo.

**En este momento**
Decirle a tu jefe podría convenirte

Probablemente estés preguntándote cuándo dar la noticia en el trabajo. Aquí te presentaré algunas razones por las cuales podría ser mejor decirle a tu jefe antes, en vez de después.

Quizá tu jefe:

- Te perdone las moronas de galletas en tus memos.
- No te recrimine si te quedas dormida sobre tus documentos en lugar de trabajar en ellos.
- Se compadezca de ti y te deje salir temprano en los días que te sientas peor.
- Te deje dormir en su sillón durante la hora de la comida.

**Consejos desde las trincheras**
Algunas cosas tienen sentido

«Hay una razón por la cual Dios les da este trabajo a las mujeres».

Kelly, mamá de Roman, Davis, Daniel y Nadia

## Día 231

### Cómo visualizar a tu bebé

A las 7 semanas, tu bebé es más o menos del tamaño de una mora azul (como de 8.4 mm) con una cola corta. Aunque es muy pequeño, su nariz ya se está formando. Esos dedos de las manos y de los pies que tantas ganas tienes de contar están empezando a crecer. Las lentes dentro de sus ojos se están desarrollando. Cada día se va convirtiendo en un ser humano más reconocible y empieza a dejar de ser un blastocito.

### Toda la verdad y nada más que la verdad
Tu cerebro ha desaparecido

¿Cerebro?, ¿cuál cerebro? Olvidarás dónde dejaste tus llaves, por qué entraste a una habitación, dónde estacionaste tu coche y, ocasionalmente, el nombre de tu pareja. No, esto no es una señal de demencia temprana. Es un olvido inducido por el embarazo, también llamado «cerebro de placenta», como le dicen de broma las ginecólogas. Este comportamiento es normal y se debe a las hormonas, la fatiga y las preocupaciones del embarazo. (Incluso puedes olvidar por qué estás leyendo esto).

### En este momento
Te estarás cuestionando tu capacidad de ser madre

Aunque no puedas recordar dónde dejaste las llaves, es probable que puedas recordar exactamente cada comportamiento irresponsable, inmaduro e inadecuado para la maternidad que hayas tenido en la vida. Esto no demuestra que vayas a ser una mala madre; demuestra que estás embarazada y que tu mente está llena de dudas y miedos. Te sorprendería saber cuántas chicas fiesteras ahora se han convertido en madres responsables y maravillosas. Los instintos son más poderosos que tu pasado.

# Día 230

## Cómo aminorar la náusea

Digámoslo tal como es: si hubiera una cura para la náusea, ya nos habríamos enterado. Sencillamente ya intentaste todas y cada una de las sugerencias que has escuchado o leído para ver cuál funciona. Para algunas mujeres, la solución es comer constantemente, mientras que otras deben adivinar qué alimento pueden mantener en su interior. Este periodo del embarazo es difícil y tienes todo el derecho de quejarte, pero eso no significa que no estés feliz de estar embarazada. Simplemente no es divertido sentirse mal.

## Consejos desde las trincheras
### Lo que me sirvió a mí

«No me preguntes por qué, tal vez la combinación de proteína y azúcar, pero el desayuno instantáneo de la marca Carnation fue mágico».

Carol, mamá de Ben y Gina

«Las pulseras de acupresión me funcionaron. No me di cuenta de que funcionaban hasta que me las quité, pensando que no servían de nada».

Natalie, mamá de Brent, Hayden y Laney

«Plátanos».

Mary, mamá de Avery y Jack

«Come cualquier cosa que se te antoje, no importa lo extraño que parezca, como galletas Oreo de doble relleno de desayuno. A mí me mantuvieron con vida».

Bierta, mamá de Craig

## Por órdenes de la doctora
### Piensa en la náusea como una señal positiva

«Un dato que me sirvió para soportar esto fue: la náusea y el vómito son señales de un embarazo sano y bien establecido. Si no tienes estos síntomas, no te angusties, esta regla no se aplica a lo opuesto, simplemente tienes suerte».

K. N.

# Día 229

## Toda la verdad y nada más que la verdad
### Cada bocado cuenta (¡Falso!)

Escucharás esto sobre tu dieta de embarazada en todas partes: «Cuando estás embarazada, cada bocado cuenta…».

Pero cuando tienes náuseas, necesitas comer lo que *tú* puedas tolerar y, probablemente, no serán palitos de zanahoria o pollo asado. Tal vez te des cuenta de que estás comiendo muchos más carbohidratos que antes: galletas, sándwiches de crema de cacahuate y pan de harina de trigo. Por supuesto que querrás que tu dieta sea sana, y lo será… después. Por el momento, come lo mejor que puedas en estos días que pueden ser muy difíciles con las náuseas y el vómito.

## Por órdenes de la doctora
### Busca ayuda para dejarlo

«Muchas fumadoras creen que al descubrir que están embarazadas será sencillo dejar el cigarro; entonces, para su horror y vergüenza, descubren que no es así. Algunas no logran dar el paso de unos cuantos cigarros al día a ninguno al día. La nicotina es increíblemente adictiva y tal vez necesites algo más que amor y culpa para poder dejarla; la hipnosis te puede ayudar. Es importante reconocer que, incluso aunque parezca que no podrás dejarlo, si reduces el número de cigarros que fumas al día, puedes lograr un efecto positivo en el desarrollo del feto; pero esto no funcionará si las fumadas que das a los cigarros son más largas. Por otra parte, incluso dejar el cigarro después de las 30 semanas puede ser benéfico para el feto. Necesitas ser franca con el doctor para que te ayude a dejar de fumar».

K. N.

# Día 228

**En este momento**

Te estarás preguntando quién inventó el término «náusea matutina».

Debería colocarse un póster de «Se busca» en los consultorios de cada doctor y partera, y que dijera:

> **SE BUSCA:** al tipo no tan brillante (sabemos que no fue una mujer) que inventó el término completamente desacertado de «náusea matutina».
>
> **RECOMPENSA:** puedes vomitarle encima a las 8 p.m.

**Consejos desde las trincheras**

El mito de la náusea «matutina»

«La náusea matutina es una tontería. Al empezar la sexta semana, estaba preparada con las galletitas saladas al lado de mi cama como me habían instruido mis dos hermanas mayores, sólo para descubrir que en realidad las náuseas empezaron esa mañana y no desaparecieron hasta la semana 16. En realidad eran peores en la noche, antes de irme a acostar… La náusea fue mi queja principal durante el primer trimestre en ambos embarazos. Tengo que confesar que se siente peor la primera vez porque nunca lo has vivido y te preguntas si en algún momento terminará».

Marianne, mamá de Patrick y Andy

**En este momento**

¿Tienes antojo de pescado frito?

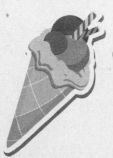

¡No! Al menos no en este trimestre. Un estudio publicado en el número de agosto de 1978 de *The American Journal of Clinical Nutrition* informó que el helado, los dulces (en especial los chocolates), la fruta y el pescado eran los alimentos que más se les antojaban a las embarazadas. Hmmm…, tal vez el deseo por ese pescado frito te llegue el siguiente trimestre, ¡después de que dejes de vomitar!

# Día 227

## Consejos desde las trincheras
### ¿Sexy o no?

«Hasta mi tercer embarazo comprendí que mi esposo me consideró increíblemente sexy durante todo el embarazo. Y hasta mi segundo embarazo él entendió que había veces, dependiendo del momento, en que yo me sentía exactamente lo contrario».

Linda, mamá de William, Sean y Hannah

## En este momento
### Probablemente te haría bien reírte

Pero nada es gracioso en este momento. (Está bien, hay algo cómico en el primer trimestre; lee un poco más abajo). Es difícil, si no es que imposible, conservar el sentido del humor cuando tienes náuseas y cansancio e intentas hacerte a la idea de tu embarazo. Aguanta. Tu sentido del humor regresará en el segundo trimestre.

## Toda la verdad y nada más que la verdad
### ¿Sexo en el primer trimestre?

¿Sexo en el primer trimestre? Ja ja ja ja ja ja ja ja ja ja ja ja.

# Día 226

## Lista de pendientes
### Busca «fatiga biónica» en el diccionario

¿No puedes recordar dónde está el diccionario? No hay problema:

**Fatiga biónica** (sustantivo): el agotamiento terrible y demoledor que se siente al principio del embarazo que no se parece en nada a ninguna otra fatiga que experimentes en la vida real, y que nadie, salvo otra mujer embarazada, comprende. Por ejemplo: «Debido a su fatiga biónica, Jane se agachó para abrocharse los zapatos y despertó dos horas después, descalza y en el piso».

## Consejos desde las trincheras
### Duerme en cualquier lugar suave

«Me sentía tan exhausta en mi primer trimestre que me quedé dormida en la pila de abrigos de la fiesta de Navidad de mi amiga. Cuando bajé las escaleras media hora después, mi esposo me preguntó: "¿Dónde estabas?, ¿y dónde están nuestros abrigos?"».

Karen, mamá de Jenna y Kyle

## Toda la verdad y nada más que la verdad
### Exhausta un minuto y completamente despierta al siguiente

En la otra cara de la moneda del cansancio del embarazo, encontramos irónicamente el insomnio (las hormonas, el regalo que nunca se agota). De hecho, 78 % de todas las mujeres padecen de insomnio durante el embarazo y con frecuencia lo sufren en el primer trimestre. Así que ¿qué puedes hacer? Llama al consultorio de tu doctor y pregúntale si está bien que ocasionalmente utilices medicamentos que no requieran receta médica como Benadryl o Unisom. Muchos doctores te darán permiso de tomarlos si en realidad no estás durmiendo, pero necesitas llamar y preguntar antes.

# Día 225

## Lista de pendientes
### ¡Toma una siesta, incluso en el trabajo!

Gracias a tu fatiga biónica, en el trabajo probablemente tengas que ponerte clips para mantener los ojos abiertos. Sí, tu trabajo es importante, pero en este momento, tomar una siesta es más importante. Aquí te daré unas ideas de sitios donde puedes dormir un rato:

- **Una sala de conferencias vacía.** Coloca un letrero de «No molestar» en la puerta y enróscate bajo la mesa.
- **Tu coche.** Asegúrate de buscar un estacionamiento seguro y que alguien sepa dónde estás. Abre un poco la ventana, cierra las puertas y acurrúcate en el asiento trasero. (¡No dejes prendido el motor!).
- **El baño de mujeres**. Si el baño de mujeres tiene un sillón o incluso una silla de buen tamaño, ponte encima un papelito que diga: «Estoy bien, sólo estoy embarazada», y dulces sueños.
- **Tu escritorio.** Si las cosas se ponen mal, simplemente agacha la cabeza, cúbrete con un archivo grande o un sobre y duerme un ratito. Es mejor que nada.

## Consejos desde las trincheras
### Dormir si tienes niños

«En mi primer trimestre estaba tan cansada que ponía a mi hijo en su silla para comer con unos juguetes y le ponía un video. Todas las mamás embarazadas que conozco hacen algo así. Los videos y el canal de Disney son la única manera para que una pueda dormir si tiene un niño pequeño en la casa».

Jen, mamá de Jack y Madison

## Día 224

### Cómo visualizar a tu bebé

Toma un frijol y sostenlo en tu mano: es más o menos de la misma longitud (19 mm) que tu bebé a las ocho semanas. Aunque es pequeño y no se nota todavía si es niña o niño, está muy activo. Sus pulmones están creciendo y, para este momento, su cerebro se ha desarrollado y ya tiene cinco áreas distintas. Aunque la fase embrionaria durará otras dos semanas, la cola embrionaria le está empezando a desaparecer. Su torso se está alargando, al igual que sus piernas y brazos. Tiene pies y manos, aunque los dedos siguen unidos por una membrana, lo cual dificulta contarlos. Su cabeza es bastante grande comparada con el resto de su cuerpo, pero éste crecerá más el siguiente trimestre.

### Lista de pendientes
**Ponte tu pijama inmediatamente después de la cena**

Para muchas ciudadanas de Embaracilandia, puede resultar sorprendente que ahora a las ocho de la noche estén ya arropadas y dormidas al lado de sus parejas, eso si logran aguantar hasta esa hora. Aunque parece que será permanente, el cansancio que sientes en este momento realmente pasará, así que aguanta. Dile a tu pareja que le hablarás cuando despiertes en el segundo trimestre.

### En este momento
**Tu pareja quiere ayudar, así que déjalo**

Si tu pareja dice: «Quisiera ayudarte a sentirte mejor», dile que tomar un baño te haría sentir mejor. Lo más triste es que, probablemente, sí te haría sentir mejor.

# Día 223

### Lista de pendientes
### Ve a comprar libros con el papá del bebé

Tienes este libro y probablemente otros cuatrocientos por leer. Tal vez a tu pareja le beneficiaría leer algunos libros dirigidos específicamente al papá. Advertencia: algunos tienen un cierto tono inmaduro de humor masculino, por ejemplo, frases como «será mejor que te vayas acostumbrando a escuchar la palabra *vagina*, ja ja ja». Excepto que *vagina* sí es una palabra que más le vale acostumbrarse a escuchar durante la cuenta regresiva, así que si su lectura lo prepara para no sentirse tan incómodo en la oficina del médico, ¿qué importa si el tono del libro es un poco inmaduro?

### Consejos desde las trincheras
### Algo que debes saber

«Mi esposo era muy amoroso y cuidadoso durante mi embarazo, pero se preocupaba más que yo. Me seguía por toda la casa con uno de mis libros en la mano mientras yo bebía mi única taza de café del día, y me decía: "Pero aquí dice que incluso pequeñas cantidades de cafeína pueden hacer que el bebé pierda el calcio de sus huesos". Continuó haciendo esto hasta que finalmente le grité: "¡La única que está a punto de perder algo aquí soy yo!"».

Kate, mamá de Sophie y Maggie

### En este momento
### ¿Niño o niña?

Probablemente has escuchado esas teorías de las abuelitas de que las mujeres con muchas náuseas tienden a tener niñas. Esta teoría tal vez sí resulte ser verdadera. Según un estudio publicado en *The Lancet*, las mujeres que sufren de náuseas graves al principio del embarazo tienen mayores probabilidades de tener una niña. (Aunque muchas mamás te dirán que se sintieron muy mal con los niños, así que no es ninguna garantía).

# Día 222

## Cómo tragarte las vitamina prenatal sin vomitar

1. Piensa: «Esto es bueno para mi bebé».

2. Coloca la gigantesca pastilla en el centro de tu lengua (no demasiado atrás o sentirás ganas de vomitar).

3. Toma un trago grande de agua y de inmediato levanta la barbilla. Puede que esto vaya en contra de tu sentido común, pero funciona. La pastilla inmediatamente flotará en la parte de atrás de tu garganta y será mucho más fácil de tragar.

## Consejos desde las trincheras
### Intenta disolverla

«Al principio tenía que disolver mi vitamina prenatal en agua porque simplemente no podía tragarme la pastilla».

Margie, mamá de Blake, Jeremy y Robin

## Por órdenes de la doctora
### Pide una vitamina masticable

«Si verdaderamente no puedes tragar tu vitamina prenatal, pide una masticable. Si tampoco la puedes tolerar, intenta con un multivitamínico normal además de ácido fólico adicional y suplementos de calcio. Ten cuidado con el estreñimiento que pueden provocar los suplementos prenatales. El hierro adicional tal vez necesite complementarse con un laxante reblandecedor de heces».

K. N.

# Día 221

## En este momento
### Puedes oler el peligro en el aire

Cuando estás embarazada, tu sentido del olfato será mejor que el de un sabueso rastreando a un fugitivo sudoroso. Olerás cosas que ni siquiera sabías que tenían un olor, como las parrillas de tu estufa, el escape de los autos a diez cuadras de distancia o el peligro en el aire. Ese sentido del olfato de superhéroe generalmente disminuye un poco en el segundo trimestre. Hasta entonces, respira por la boca siempre que puedas, tápate la nariz si nadie te está viendo y definitivamente conduce con las ventanas cerradas y enciende el botón que recircula el aire.

## Lista de pendientes
### Compra un pañuelo de tela

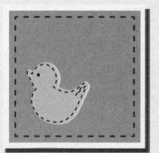

Como esos que solía traer tu abuelito. Si tu superolfato te está haciendo más propensa a las náuseas, lleva siempre un pañuelo con unas cuantas gotas de aceite de esencias, por ejemplo, de limón, un aroma que muchas mujeres embarazadas encuentran agradable. (Un trapito de bebé también funciona). Puedes comprar aceite de limón en las tiendas naturistas. Respira a través de tu trapito perfumado cuando no puedas alejarte del olor molesto.

## Toda la verdad y nada más que la verdad
### Otro síntoma desagradable

Ésta es otra sorpresa de Embaracilandia que no te esperabas: la salivación, en especial mientras duermes. Esto les sucede a muchas mujeres embarazadas, en especial en el primer trimestre, cuando las glándulas salivales están trabajando tiempo extra. Si te das cuenta de que estás despertando en un charco, eso es normal. Compra fundas de almohada adicionales cuando vayas a comprar los pañuelos.

# Día 220

## Lista de pendientes
### Prueba algunos dulces o paletas para embarazadas

Tienes que admitir que la civilización moderna tiene sus ventajas, en especial cuando el resultado son dulces hechos específicamente para aliviar las náuseas. Te mencionaré dos que se tienen que probar:

- **B-natal.** Es un caramelo de sabor cereza que tiene vitamina B6 y azúcar (dos ingredientes que se sabe que alivian las náuseas).
- **Preggie Pops.** Estas paletas vienen en diferentes sabores pensados para aliviar las náuseas como fruta ácida, jengibre, lavanda y menta.

## Por órdenes de la doctora
### Lidiar con las náuseas

«Al menos 75 % de las mujeres tienen algún tipo de náusea y vómito durante el embarazo en diversos grados. Muchos estudios han demostrado que entre 10 y 25 mg de vitamina B6 de tres a cuatro veces al día pueden disminuir el vómito. Algunas mujeres presentan vómitos frecuentes y graves que afectan su salud y la del bebé; la forma más extrema es la *hiperémesis gravidarum*, pero es muy rara. Es muy importante estar consciente de cuándo los síntomas comienzan a empeorar y no hay por qué tener miedo de pedir ayuda, pues esto no es una debilidad. Existen medicinas seguras que pueden administrarse para ayudar a evitar la deshidratación y la desnutrición».

K. N.

## Consejos desde las trincheras
### A veces nada sirve

«Siempre había escuchado que se podía controlar la náusea con jengibre, galletas saladas, etcétera. Pero rápidamente entendí que nada funcionaba. Si estás hecha para ser una «vomitona» durante el embarazo, serás una «vomitona» sin importar cuánto jengibre comas».

Dawn, mamá de Sophia y Eva

# Día 219

## En este momento
### ¡El peligro acecha en todas partes!

Cuando estás embarazada, el peligro parece esconderse en todos lados. El embarazo en esta era de la información puede ser abrumador. Conforme leas y navegues en internet, descubrirás muchas cosas nuevas sobre las cuales preocuparte. Sin embargo, a excepción de los peligros realmente obvios como el cigarro, el alcohol, los juegos mecánicos de las ferias, los saunas y la carne cruda, la mayoría de las cosas que nos preocupan no se han estudiado a fondo y pueden debatirse. Si te ponen nerviosa las manicuras, los hornos de microondas, los aerosoles, comer atún o salchichas, o cualquier otra cosa, pídele consejo a tu doctor. Y después trata de no leer demasiado sobre lo que te hace daño, solamente te estresarás y te preocuparás más.

## Consejos desde las trincheras
### No te excedas con los boicots

«Básicamente es posible preocuparse por cualquier cosa durante el embarazo: desde consumir aderezo de queso azul hasta utilizar repelente de insectos. Mi regla básica: si estaba en la lista que me dio el doctor de cosas que debía evitar, o si tenía algún olor desagradable, lo evitaba. Fuera de eso, hay que vivir en el mundo real».

Dana, mamá de Elsie y Maya

## Toda la verdad y nada más que la verdad
### ¿Estás soñando con un bebé gigante?

Gracias a las hormonas, a la emoción y a la ansiedad, tus sueños ahora pueden ser más vívidos y, a veces, el protagonista podrá ser un niño en vez de un recién nacido. Según Patricia Garfield, psicóloga clínica y autora de *Women's Bodies, Women's Dreams (Cuerpo de mujer, sueños de mujer)*, muchas madres primerizas sueñan que dan a luz a bebés más maduros o niños mayores, tal vez porque resultan menos intimidantes que los recién nacidos.

# Día 218

**Toda la verdad y nada más que la verdad**
¿Traes un zorrillo en la cabeza?

Si te tiñes el pelo, probablemente has escuchado información contradictoria sobre el uso de tinte para el cabello durante el embarazo. Incluso muchas madres famosas, como Sarah Jessica Parker, optaron por volver a sus raíces durante el embarazo. Pero ¿qué debes hacer si parece que traes un zorrillo en la cabeza?

Buenas noticias, señoras. La doctora Connie L. Agnew afirma en el número de abril-mayo de 2003 de *Embarazo Sano* que los tintes actuales son seguros. Escribe: «La Organización de Servicios de Información de Teratología, que estudia las sustancias que pueden causar defectos de nacimiento establece: "En estudios con animales, con dosis cien veces más altas que lo que se usaría normalmente en un humano, no se observaron cambios significativos en el desarrollo fetal"».

¡Fiu!, qué alivio. Pero no deja de tener su riesgo. El artículo también señala: «Las hormonas del embarazo pueden cambiar la textura de tu cabello y hacer que responda de manera distinta a los agentes colorantes. Así que a pesar de que pueda ser perfectamente seguro teñirte el pelo, tal vez no obtengas el color preciso que esperabas».

**Consejos desde las trincheras**
Molestias del salón de belleza

«Aunque mi médico me confirmó que era seguro, en cuanto supe que estaba embarazada empecé a dejarme el color original de mi cabello. Es difícil permanecer en una silla para que te pongan tinte y te hagan luces cuando tienes que pararte al baño todo el tiempo. Además, los olores de los químicos son difíciles de tolerar».

Emily, mamá de Ryan

# Día 217

### Cómo visualizar a tu bebé

Mide alrededor de 2.5 cm o, en otras palabras, es del tamaño de una uva o una aceituna. Aunque sigue siendo pequeño, tu bebé ahora se parece mucho más a un ser humano real porque esa cola latosa finalmente ha desaparecido y su rostro se está redondeando. Todas sus articulaciones importantes: hombros, codos, muñecas, rodillas y tobillos, ya funcionan y se mueven. Su corazón se ha dividido en cuatro cámaras y las válvulas han empezado a formarse. Los órganos sexuales externos empiezan a desarrollarse, pero todavía no se puede distinguir si es hombre o mujer.

### En este momento
### Tu deteriorada relación

Probablemente te imaginabas que tú y tu pareja estarían en un estado de éxtasis de embarazo, con muchos abrazos y besos acompañados de «te amo» y «¡no, yo te amo más!».

Y aquí estás, en tu primer trimestre, exhausta, con náuseas y odiándolo. El embarazo *definitivamente* cambia tu relación y sin duda puede tensarla un poco. Te sientes mal, cansada y a merced de las hormonas, y él también está cansado de estar a su merced. Ambos se han subido a la montaña rusa del embarazo. Afortunadamente, el segundo trimestre está a sólo cinco semanas de distancia; su llegada renovará tu relación. Realmente ambos volverán a enamorarse.

### Toda la verdad y nada más que la verdad
### Tu casa es un cochinero

No has limpiado tu casa, nadie cocina y hay montones de libros de bebés por toda la cama. Y tú estás ahí, bajo las mantas, dormida. Parece que tu casa también está pasando por los síntomas típicos del primer trimestre.

# Día 216

## En este momento
Alégrate de que no tienes un embarazo de televisión

¿Te parece que los embarazos reales son difíciles? Las mujeres embarazadas en la televisión también sufren porque:

1. Se desmayan a la menor provocación. Afortunadamente esto pasa con mucha menor frecuencia en un embarazo real.
2. Dan a luz en taxis y en elevadores atorados. Las mujeres reales por lo general suelen llegar al hospital.
3. Tienen una gemela malvada de quien fueron separadas al nacer y que está celosa de su felicidad. La mayoría de las mujeres reales tienen parientes que están felices por ellas.
4. Les hierven agua aunque nunca nadie la usa. Las mujeres embarazadas reales toman trocitos de hielo durante la labor de parto.

## Cómo negociar con tu pareja las citas con el médico

Tal vez pienses que tu pareja te estará sosteniendo la puerta del elevador en todas las visitas al doctor. Él, por su parte, puede estar esperando que tú le des de segunda mano los informes del doctor o la partera. ¿Por qué? Porque él está concentrado en su trabajo, ya que ahora siente que lo necesita más que nunca para poder convertirse en el proveedor para ti y el bebé; siente la presión de trabajar más y con más intensidad.

Además, puede ser que se sienta incómodo en un sitio donde el énfasis básicamente está en los úteros y las vaginas. ¿Puedes culparlo?

La realidad es que tal vez sea demasiado pedir que te acompañe a cada cita. Platica con él sobre cuáles serán las citas más importantes —la primera, la del corazón en la semana 10 o 12, el ultrasonido de la semana 16 a la 20— para que pueda programarlas con suficiente anticipación.

# Día 215

## Toda la verdad y nada más que la verdad
### Si no se te nota, no hay trato especial

El embarazo te da muchos privilegios: tienes asientos reservados en el autobús, la gente carga tus compras al auto e incluso algunos de estos beneficios pueden provenir de tu pareja. Es el único momento de tu vida cuando la gente se olvidará y perdonará que tengas gases durante una junta o en el elevador.

Pero, y eso es realmente muy, muy difícil e injusto, estos beneficios no entrarán en vigor hasta que el embarazo ya se note. En tu primer trimestre tienes que decirles a los encargados de las tiendas que la razón por la que te estás tomando un paquete de seis ginger ale y una bolsa de galletas saladas en el pasillo es que estás embarazada. Por supuesto, te verán como diciendo: «Claro, señora, eso es lo que dicen todas las ladronas de mercancía».

## En este momento
### ¿Cuándo empezará a notarse?

Probablemente no te veas embarazada durante todo el trimestre. Si ésta es tu primera visita a Embaracilandia, los músculos de tu vientre y tu útero nunca se han estirado, así que probablemente terminarás el trimestre apenas con una pequeña pancita.

## Consejos desde las trincheras
### Lidiar con las expectativas de otras personas

«Una de las cosas más difíciles del principio del embarazo es que te sientes completamente embarazada pero todavía no se nota. Por lo tanto, tu esposo sigue esperando que prepares la comida al final del día y tu jefe espera que te quedes a trabajar hasta tarde. En este momento del embarazo realmente te sientes como si estuvieras viviéndolo sola».

Dawn, mamá de Sophia y Eva

# Día 214

### Toda la verdad y nada más que la verdad
### Todavía necesitarás toallas sanitarias

Pensabas que ibas a descansar nueve meses de las toallas sanitarias y los pantiprotectores, pero ahora te apareció una fuga de agua «ahí abajo». Aunque es incómodo y molesto, el aumento en las secreciones vaginales es, al igual que todas las demás sorpresas molestas de Embaracilandia, normal. Se debe al incremento de hormonas y de flujo sanguíneo en la piel y músculos alrededor de la vagina. Pero mira el lado positivo: toda esa lubricación será útil (ya sabes a qué me refiero) cuando te regrese el «ánimo» en el segundo trimestre.

### En este momento
### Estás cansada de que te digan «es normal»

Los expertos y especialistas del embarazo (incluida la presente compañía) te insisten en que todas las cosas anormales y por cuestiones de la naturaleza que te están pasando son normales. Por lo tanto, *normal* ya no significa nada. Así que para aclarar: cuando la gente le dice a las mujeres embarazadas que es «normal», lo que quieren decir es: «No es que sea normal en el sentido de *normal* como cuando no estás embarazada. Es normal en el sentido del *embarazo*, que significa que no tiene nada de normal y, por lo tanto, anormal es normal».

### Lista de pendientes
### Échale un vistazo a Lunapanties

¿Luna qué? Si realmente te molesta tener que utilizar un pantiprotector o una toalla sanitaria —y esto es normal (¡es broma!)—, tal vez seas una buena candidata para las Lunapanties. Esta marca de ropa interior canadiense tiene protección incluida. También las puedes usar después, para el sangrado posparto (www.lunapads.com).

# Día 213

**En este momento**
Tal vez tengas que tranquilizar a tu pareja

Tu pareja está feliz y es valiente, pero también tiene miedos, que he dividido en dos categorías:

**Miedos que admitiría si lo presionaras un poco:**

- **La salud del bebé.** No hay ningún padre que no se preocupe por esto.
- **Tu salud.** No le gusta cuando tienes que ir al hospital; le da miedo.
- **Las finanzas.** Los bebés cuestan; también todos los aditamentos que necesitan: muebles, pañales, ropa...
- **Su capacidad de ser buen padre,** dado que él mismo puede comportarse como si tuviera nueve años cuando está alrededor de niños.

**Miedos que no confesará si es inteligente:**

- Miedo a que nunca tendrás sexo con él otra vez.
- Miedo a que engordes mucho y te quedes así para siempre.
- Miedo a que nunca tendrás sexo con él otra vez.
- Miedo a que lo lastimes en un ataque de ira provocado por las hormonas.
- Miedo a que nunca más tendrás sexo con él otra vez.

**Reafírmale que no tiene nada que temer, vale la pena.**

# Día 212

## Toda la verdad y nada más que la verdad
Síntoma extraño del embarazo #101

Muchas mujeres tienen un horrible sabor a metal en la boca que no se logran quitar ni cepillando a fondo ni con ningún enjuague: una lengua de metal. Esto es desagradable pero no inusual. También pasará, probablemente en el segundo trimestre cuando por fortuna muchos de los síntomas extraños y molestos mejoran o desaparecen. Dicen que masticar hielo ayuda un poco, así que a mascar se ha dicho.

## En este momento
Buenas noticas

¿Te acuerdas de esas papas fritas que se te antojaban? Resulta que las papas fritas tienen ácido fólico. Algunas mujeres se sienten mejor si las comen en el primer trimestre. Así que date gusto, al menos por ahora.

## Por órdenes de la doctora
No es momento de ponerse a contar calorías

«Necesitas entre doscientas y trescientas calorías adicionales al día cuando estás embarazada, dependiendo del peso con el cual hayas empezado, pero éste no es realmente el momento de ponerse a contar calorías. Mantente alejada de los productos libres de grasas que se hagan con olestra. La verdad es que tu cuerpo necesita de grasas reales (de preferencia grasas buenas) para fabricar importantes partes del cuerpo de tu bebé, como el cerebro. Intenta balancear tus comidas lo mejor posible. Será mucho más fácil en el segundo trimestre».

K. N.

# Día 211

## Toda la verdad y nada más que la verdad
### ¿Ejercicio? Es broma, ¿verdad?

Hay mucha presión por ejercitarse durante el embarazo porque el ejercicio es bueno para ti. Pero cuando estás embarazada, en especial en el primer trimestre, debes hacer lo que te haga sentir bien. Tu cuerpo te guiará.

Si eres una de las pocas mujeres que se siente bien para hacer ejercicio todo el primer trimestre, tienes suerte y tus amigas embarazadas te perdonarán en unos años.

Pero si tienes tantas náuseas o vómito que podrías ganar una medalla, o la fatiga biónica es tal que no puedes ni levantarte del sofá, no vas a poder hacer ejercicio y no debes sentirte mal al respecto. No te presiones por el momento, ya podrás hacer ejercicio después, cuando te sientas mejor.

## Lista de pendientes
### Da de baja temporal tu membresía del gimnasio

Muchos gimnasios y clubes te permiten dar de baja temporal la membresía por lo menos un mes o dos, en especial si les explicas el motivo (unas arcadas ilustrarán tu punto). Dar de baja la membresía en este momento te ayudará a sentirte menos culpable de no ir, porque no estarás pagando. Entonces, cuando te sientas mejor en tu segundo trimestre, podrás darla de alta. Podrás volverla a dar de baja después, por supuesto.

## Consejos desde las trincheras
### Tal vez te encuentres con situaciones inesperadas

«No sabes qué tipo de deportista serás durante el embarazo. Yo simplemente no me sentía cómoda corriendo o saltando. Para mí, caminar fue un maravilloso ejercicio. Y en mi tercer trimestre, ir al centro comercial contaba como mi ejercicio del día».

Rena, mamá de Glen

## Día 210

**En este momento**
¡Oficialmente, ya casi tienes un feto!

En una semana más empezará tu periodo fetal. Estarás llevando dentro un feto oficial en vez de un embrión. El peso de tu bebé ya se puede medir y pesa menos de 7 g. Además, alrededor de este momento, se vuelve más difícil medir su longitud total porque tiene las piernas dobladas. Una medida más sencilla de obtener es de la parte superior de la cabeza (la coronilla) a las nalgas. En este momento es casi del tamaño de una naranja enana, como de 3.2 cm de longitud. Sus órganos vitales ya están en su sitio. Los párpados están más desarrollados y los pabellones de las orejas están prácticamente formados.

Si tienes tu consulta en esta semana con el doctor o partera, tú y tu pareja tal vez escuchen el latido del corazón por primera vez; será un gran alivio y un momento feliz porque demuestra que tu embarazo verdaderamente es real y que todo va bien.

**Toda la verdad y nada más que la verdad**
No te sientes tan «sexy»

En la escala del 1 al 10 de embarazadas sexys tal vez te sientas como en un -5. En esta semana, bueno, en este mes, bueno, lo siento, en realidad en todo el primer trimestre, apenas llegarás, con suerte, a un 3. Estás demasiado exhausta, con náuseas y hormonal para cualquier tipo de «acción». Con este bebé creciendo dentro de ti, lo que necesitas es dormir.

# Día 209

## Por órdenes de la doctora
### No sientas pánico por el latido del corazón

«Los latidos del corazón del feto son muy escurridizos porque el bebé sigue siendo muy pequeño. En este momento, escucharlo depende de la suerte, del ángulo del instrumento y de la posición del útero. Tal vez lo escuches y luego desaparezca. Nuevamente, esto suele ser normal, sólo significa que el bebé se movió, así que no sientas pánico. No se espera escuchar el latido del corazón hasta la semana 12».

K. N.

## Cómo escuchar el latido del corazón de tu bebé sin angustiarte

En algún momento de las siguientes semanas, si es que no lo has escuchado todavía, podrás escuchar el latido del corazón de tu bebé. Aunque ésta es una experiencia sorprendente, también pone los nervios de punta. Ahora te preocuparás si no escuchas el latido del corazón o, si lo escuchas, te angustiará que el sonido indique algo malo. Debes saber de antemano que los latidos del corazón de los fetos son muy rápidos. Tu ritmo cardiaco normal es como de 80 latidos por minuto. El ritmo normal de tu bebé es entre 120 y 160. Además, recuerda que el silencio del doctor no es una mala señal, solamente necesita contar los latidos; también necesita distinguir entre tu latido y el del bebé.

## Consejos desde las trincheras
### Escuchar el latido del corazón

«Prepárate para no escuchar un latido calmado. El sonido se parece más a un caballo a galope».

Corinne, mamá de Justin y Carley

# Día 208

**Toda la verdad y nada más que la verdad**
¿Radiante? ¿Qué es eso de radiante?

¿Qué diablos es eso de verse radiante que tanto te han dicho? La verdad malentendida sobre esta cuestión es la siguiente: estar radiante en el embarazo es una cuestión física, no emocional ni espiritual (de ésas del estilo de: «soy dadora de vida y soy radiante»).

Durante el embarazo, uno de los cambios más importantes en tu cuerpo es el incremento en el volumen de tu sangre, que aumenta en promedio entre 45 y 50 %. Este aumento notable en la circulación de la sangre, a veces, provoca que tu rostro esté más brillante. Esas mejillas sonrosadas, combinadas con el exceso de aceite que la mayoría de las mujeres produce por tener más hormonas circulando, son la causa del aspecto «radiante» (y de los barritos del embarazo) que todo el mundo comenta, espera y busca encontrar en tu rostro.

La gente nota este resplandor y asume que se debe a la felicidad y paz interior que irradias. Y entonces tú también esperas sentirte así; en algunos momentos tal vez lo sientas, pero en muchos, muchos otros durante tu embarazo, sólo resplandecerás si cubres todas las lámparas de tu casa con mascadas rojas.

**Por órdenes de la doctora**
¡Resiste! El alivio se acerca

«Sin lugar a dudas, uno de los aspectos más difíciles de las náuseas en el embarazo no se debe sólo a la sensación y el vómito, sino al temor a que esto dure los nueve meses. Aunque algunas mujeres tienen náuseas severas durante todo el embarazo, esto es *raro*. Es poco común, incluso si tienes gemelos, que tengas náuseas más allá de la semana dieciséis de embarazo, así que resiste».

K. N.

# Día 207

## Toda la verdad y nada más que la verdad
### La etiqueta de edad materna avanzada

Pensarías que ahora que muchas mujeres se están embarazando después de los treinta, los médicos podrían inventar un término que sonara menos horrendo que *edad materna avanzada* (EMA) para describir tu embarazo si tienes más de treinta y cinco años.

El término EMA es un término anticuado que se remite a las épocas en que las mujeres (nuestras madres) tenían a sus hijos al final de la adolescencia o a los veintitantos, y las raras eran las mujeres embarazadas más grandes. Lo triste es que *edad materna avanzada* es uno de los mejores términos que existen. Algunos otros para describir a las embarazadas de más de treinta y cinco son: *primigesta añosa*, *embarazada madura* y *senescente*. ¡Auch!

## Por órdenes de la doctora
### No permitas que las estadísticas te depriman

«La mayoría de las mujeres piensa que al cumplir treinta y cinco años, el riesgo de tener un bebé con síndrome de Down se incrementa drásticamente. La verdad es que la edad de treinta y cinco años se designó como edad materna avanzada por razones puramente estadísticas. Ésta es la edad en la cual los riesgos de tener un bebé con una anormalidad cromosómica son ligeramente mayores que el riesgo de abortar al realizar una amniocentesis o el muestreo de vellosidades coriónicas (MVC). Por lo tanto, te ofrecerán una de estas pruebas, dependiendo de cuánto tiempo lleves de embarazo, para detectar anormalidades cromosómicas. Lo que es importante mantener en mente es que sí existen riesgos en los embarazos tardíos en nuestras vidas, pero también hay tecnologías disponibles que nos permiten transitarlo de la manera más segura posible».

K. N.

## En este momento
### ¿Crees que tú tienes EMA?

Si tienes más de treinta y cinco años y vas a tener un bebé, aquí te presento algo de perspectiva: en enero de 2005 una rumana de sesenta y siete años dio a luz a una bebé después de nueve años de tratamientos de fertilidad. *Eso* es tener EMA.

# Día 206

### Consejos desde las trincheras
#### De alto riesgo, de acuerdo

«Después de sobrevivir al impacto de enterarme que estaba nuevamente embarazada a la edad de cuarenta y un años, supe que esperaba gemelos. Todo el mundo me hacía preguntas extrañas y entrometidas pero, además, me informaban que era de "alto riesgo" por mi edad materna avanzada. ¿Riesgo de qué?, me pregunté. ¿Riesgo de enloquecer? ¿Riesgo de provocarle un infarto a mi marido? Me parecía divertido que la gente se fijara en mis "luces" grises en el cabello y después en mi gran panza».

La madre un poco mayor de Chad, Taylor, Catherine e Isabelle

### Lista de pendientes
#### Consíguete una nueva etiqueta

No estás obligada a considerarte de edad materna avanzada si tienes más de treinta y cinco años; mejor piensa que has alcanzado una edad de mayor confianza. Eres más madura que hace diez años y tal vez ya hayas cumplido algunas de tus metas de trabajo y ya hayas pasado por tu época fiestera. Realmente tiene ventajas estar embarazada a una edad que te da más seguridad.

Así que no asumas que no vas a tener un embarazo perfectamente normal (lo cual significa por supuesto que te sentirás cualquier cosa, excepto normal) solamente debido a tu edad.

### En este momento
#### Tal vez estés reevaluando tu plan futuro de familia

Antes de embarazarte, tal vez pensabas que tres hijos era una buena cantidad. Ahora, sin importar tu edad, dos parece una mejor opción. Sí, dos hijos son definitivamente algo factible; no sabes si podrías pasar por un primer trimestre otras dos veces.

# Día 205

## Cómo lidiar con tu «embarazado»

¿Tu pareja ha subido de peso, tiene insomnio, antojos y náuseas al igual que tú? Aunque suene extraño, esto le sucede a un 80 % de los futuros padres. Esta condición psicosomática se llama síndrome de Couvade y los expertos piensan que es provocada por empatía, ansiedad o incluso culpa. (Dependiendo de cómo te sientas al leer esto, tal vez te dé gusto saber que tu pareja siente culpa). Pero a menos que tu esposo te diga que el bebé acaba de moverse, no hay nada de qué preocuparse. Aunque tú tengas tus dudas, asegúrale que es normal y que sus síntomas probablemente desaparecerán cuando desaparezcan los tuyos.

## Lista de pendientes
### Dile a tu pareja que se una a un grupo de apoyo virtual

Tu pareja probablemente podría sacar provecho de algunos consejos de otros hombres para que lo guíen por este camino, así que anímalo a que visite algún foro de futuros padres en línea.

## Consejos desde las trincheras
### Visitas al médico con tu pareja

«Después de nuestra primera consulta prenatal con el doctor, mi esposo me sorprendió al preguntarme si podría cambiarme con una doctora. Me dijo que se sentía extraño al estar presente mientras otro hombre me revisaba "ahí abajo". No me cambié y él terminó por hacerse a la idea».

Hope, mamá de Mary, Kevin y Vincent

# Día 204

### Lista de pendientes
Que tu pareja se haga una revisión médica

Con todo el énfasis en tu salud y la del bebé, ahora es un buen momento para que tu pareja se concentre también en su salud y no sólo en la tuya. Dile que programe una revisión médica completa. Él también se siente vulnerable y estará más tranquilo cuando le digan que goza de buena salud.

### Cómo aminorar las náuseas
¡Con pepinos!

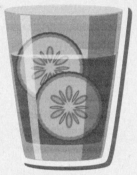

Si sigues con náuseas, como muchas mujeres en esta semana, probablemente ya estés lista para intentar cualquier remedio por loco que sea siempre y cuando sea seguro. Algunas mujeres juran que esto les sirvió: pepinos remojados en agua. Deja que se remojen durante diez minutos y después pruébalos.

### En este momento
Finalmente, un beneficio de estar embarazada

Tal vez sigas con náuseas, cansada y molesta, pero al menos obtendrás un beneficio como consecuencia de tu estancia en Embaracilandia: probablemente tu cabello se vea maravilloso.

Es un hecho que muchas mujeres tienen una cabellera más sana durante el embarazo. Gracias a las vitaminas y las hormonas, tal vez tengas el cabello más grueso y abundante. También es posible que tu cabello cambie por completo: mujeres de cabello rizado se han vuelto lacias y lo opuesto también ha ocurrido; otras mujeres han reportado que su cabello rizado no se alació sino que se hizo crespo. Al menos el cambio puede distraerte de lo mal y lo cansada que te sientes.

# Día 203

## Cómo visualizar a tu bebé

A las 11 semanas, tu bebé rápidamente está ascendiendo en el platón de frutas del embarazo. Ahora mide de 3.8 a 5 cm de la coronilla a nalgas, más o menos del tamaño de una fresa grande. Su piel es transparente, lo que permite distinguir los vasos sanguíneos. Sus pequeños dientes empiezan a brotar debajo de las encías. Sus dedos ya se han separado.

## En este momento
### La placenta entra en acción

En cualquier momento de la siguiente semana, la placenta, un órgano sorprendente de color granate oscuro y con la superficie abultada como coliflor, empezará a funcionar en tu útero y le proporcionará al bebé oxígeno y nutrientes esenciales.

Aunque esté dentro de ti, tu bebé jamás toca directamente la pared de tu útero, pues lo rodean dos membranas llenas de líquido amniótico: el corion, que está de tu lado, y el amnios, de su lado. Sólo el cordón umbilical, que entra a través del ombligo de tu bebé, penetra ambas membranas y te conecta con él. Los intercambios de oxígeno, la eliminación de sustancias de desecho y el ingreso de nutrientes de tu sangre se dan solamente en el sitio donde el cordón umbilical se fusiona con la pared uterina: la placenta.

La placenta también es denominada la «segundona» porque después de dar a luz a tu bebé, das a luz a la placenta.

# Día 202

## En este momento
### ¿El latido del corazón puede revelar el sexo del bebé?

Todos los expertos dicen que no. Y, por otro lado, también están de acuerdo en que las niñas tienden a tener ritmos cardiacos más altos que los niños. (Niñas: 140 latidos por minuto o más. Niños: 140 latidos por minuto o menos). Pero esto es una generalización, no elijas los colores de la recámara del bebé con base en el ritmo cardiaco.

## Lista de pendientes
### Devuelve el monitor del latido fetal al estante de la tienda

No compres uno de esos monitores para usarlo en casa. Repito: no lo hagas. Son costosos y difíciles de usar. Y solamente te horrorizarás si no escuchas nada (y probablemente no escuches nada). Será mejor que esperes a escucharlo en el consultorio del doctor. Lleva algo para que puedas grabar el sonido en el consultorio; nunca te cansarás de escucharlo.

## Consejos desde las trincheras
### Ninguna parte de tu vida permanece igual

«Soy una ávida lectora, o al menos lo era antes de embarazarme. Si no eran libros sobre el embarazo, no podía leer una página y recordar lo que había leído. Así fue durante todo el embarazo. Me preocupaba quedarme con esta discapacidad de manera permanente y que nunca más pudiera volver a leer novelas. Ahora ya puedo leer otra vez, pero con dos niños pequeños, no leo mucho porque no tengo tanto tiempo libre».

Mary Judith, mamá de Caitlyn y Jordan

# Día 201

**En este momento**
Aparece un « fondo » entre nosotros…

…y es tu útero en expansión. En tan sólo unos días tu útero sobresaldrá de los huesos pélvicos y tu doctor o partera podrá palpar la parte superior llamada fondo. Probablemente sólo dirás esta palabra durante el embarazo, así que úsala.

**¡Alerta!, prepárate para esperar**
El ultrasonido está ultralejos

Aunque escuchar el latido del corazón de tu bebé significa que tienes pocas probabilidades de tener un aborto, muchas mujeres siguen nerviosas e inseguras sobre sus embarazos hasta que ven al bebé con sus propios ojos. Desafortunadamente, tu ultrasonido todavía está a semanas de distancia, por lo general se hace en la semana 16. Éste será tu siguiente reto en la gran sala de espera del embarazo.

**Por órdenes de la doctora**
Maneja tus miedos

« Después de escuchar el latido del corazón de tu bebé, es verdaderamente difícil que el hecho de recordarlo te consuele hasta tu siguiente visita. Como todavía no se sienten movimientos, muchas mujeres empiezan a ponerse nerviosas una vez que la fatiga y las náuseas comienzan a irse. Esto es común, en especial si has tenido una pérdida anterior; tendrás que ir más seguido al médico para poder superar cada etapa. Tal vez no puedas esperar cuatro semanas entre cada consulta sin enloquecer, pero no dudes en compartirle estas inquietudes a tu doctor y decirle lo que necesitas. Tener la opción de ir con más frecuencia, o cuando la ansiedad sea mucha, será de gran ayuda ».

K. N.

# Día 200

## Cómo dar la gran noticia

Cuando sea el momento indicado, hay dos reglas generales que tal vez te servirán:

1. Ambas parejas de abuelos deben enterarse, o deben pensar que se enteraron, el mismo día con minutos de diferencia.

2. Permite que tu pareja se ajuste los pantalones y haga las bromas habituales como: «Sí, ya sabía que tenía buenos nadadores». Al menos tuvo un buen nadador, así que déjalo que lo presuma.

## Consejos desde las trincheras
### Prepárate para algunas preguntas

«En cuanto des la noticia, prepárate para las preguntas: "¿Cuánto tiempo estuvieron intentando? ¿Fue sorpresa? ¿Van a querer averiguar el sexo? ¿Vas a querer que te hagan una amniocentesis? ¿Vas a dejar de trabajar? ¿Has estado vomitando?". Darle la noticia a los demás es maravilloso, pero también puede ser cansado. Aprendí que la gente tiene buenas intenciones pero definitivamente se siente con derecho a saber todos los detalles de tu vida privada».

Christine, mamá de Julie y Maddie

## En este momento
### Alguien estará ofendido

No hay manera de quedar bien. Te costó mucho trabajo mantener tu información secreta y ahora alguien se siente mal de que no le hayas dicho antes. No te preocupes, esa persona se recuperará, en especial cuando empieces a hablarle para quejarte de todos tus dolores y molestias del embarazo.

# Día 199

## Toda la verdad y nada más que la verdad
### La gente es insoportable (a veces)

Las reacciones de las personas al darles la noticia no siempre son las que tú esperabas. Tal vez te lastime o decepcione que una amiga no parezca alegrarse por ti.

Recuerda, la manera en que reaccionan los demás a tu embarazo tiene más que ver con ellos que contigo. Tu amiga tal vez se sienta celosa o tenga sentimientos encontrados, tal vez estaba intentando embarazarse y está pasando por un mal momento o tal vez sea soltera y sienta que se está quedando rezagada o tal vez le preocupe que su relación contigo vaya a cambiar, y tiene razón, cambiará.

## En este momento
### Puedes hacer caso omiso de lo que te digan las mujeres de más de cincuenta y cinco años

Otras mujeres, en especial la «generación mayor» (palabras clave para tu madre y tu suegra) tienen opiniones muy firmes sobre el embarazo. Afortunadamente, puedes hacer caso omiso de lo que diga cualquier mujer de más de cincuenta y cinco años. Algunas tomaban brandy para aliviar las contracciones de Braxton Hicks, otras iban a sus consultas sin ponerse el cinturón de seguridad y acompañaban su jarra de café de las mañanas con un cigarro.

## Consejos desde las trincheras
### Los tiempos han cambiado

«Creo que fue más sencillo para nuestras madres. No tenían las mismas presiones para trabajar y permanecer en forma; no tenían la presión de estar sanas: se tomaban su café y se comían su atún en paz. En muchos aspectos, sus vidas seguían la misma rutina, pero las nuestras cambian por completo».

Clare, mamá de Annie y Grace

# Día 198

**En este momento**
### ¿Ya puede hacer alguna gracia tu bebé?

Además de hacerte sentir náuseas, tu bebé ya sabe hacer muchas cosas nuevas y sorprendentes: ya puede abrir la boca y cerrar el puño, también puede chuparse el dedo. Tal vez no suene extraordinario eso de chuparse el dedo, pero considera que el bebé que ya hace esto apenas es del tamaño de tu pulgar. ¡Bastante impresionante!

**Lista de pendientes**
### Haz planes de contingencia urinaria

Nunca salgas a ninguna parte sin: (1) Ir al baño antes de salir, aunque apenas hayas ido; (2) localizar el nuevo baño en el momento que llegues; y, (3) llevar muchos pañuelos desechables en caso de que la urgencia te invada y tengas que ir atrás de unos arbustos, cosa que, aunque no lo creas, le pasa a muchas más mujeres de las que piensas.

**Consejos desde las trincheras**
### Si tienes que ir...

«Durante un largo viaje en coche, realmente tenía que ir al baño y no había ningún arbusto ni árbol en kilómetros a la redonda. Mi esposo se orilló, yo me acerqué a la orilla de mi asiento, tomé mi vaso de refresco e hice pipí en él. Tras esa experiencia nunca volví a salir a ninguna parte sin un gran recipiente de plástico con tapa».

Susie, mamá de Devon y Brent

# Día 197

### Lista de pendientes
### Pide certificados de regalo

Los certificados de regalo para tu tienda de maternidad favorita pueden ser excelentes obsequios si tu presupuesto para ropa es limitado. Seguramente tendrás un aniversario, cumpleaños o día feriado durante tu embarazo. Así que no sientas pena, si alguien te pregunta qué quieres, diles que te encantaría un certificado de regalo aunque sea por una cantidad modesta. Puedes bromear y decir: «Le pondré al bebé el nombre de quien me dé el certificado de regalo más grande. Ja ja. Es broma».

### En este momento
### Tal vez estés bautizando muñecos de peluche

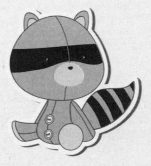

Tus amigos y parientes pronto empezarán a comprar toda clase de cosas para el bebé: sonajas, camisas, calcetines y, por supuesto, muñecos de peluche. Sabrás que has cruzado a otra dimensión de tu vida cuando empieces a referirte a los ositos futuros de tu bebé como el Señor Cosquillitas o la Señorita Pelusa. (¡Y tú que creías que esto no se te daba de forma natural!).

### Consejos desde las trincheras
### Pide prestada ropa de maternidad

«Como la ropa de maternidad es costosa, pide prestada toda la que puedas. A las mamás les encanta prestar su ropa. Asegúrate de conservar una lista de quién te prestó qué cosas y quién las quiere de vuelta. Crees que te acordarás, pero para cuando nazca el bebé, ya lo habrás olvidado».

Betsy, mamá de Hayden

## Día 196

### Lista de pendientes
Salta (con suavidad) de la emoción

Has esperado y esperado y, finalmente, ha llegado. Tienes ya 12 semanas de embarazo. Si todavía no escuchas el latido del corazón de tu bebé, pronto lo podrás escuchar. Es posible que aún sientas náuseas, fatiga y muchos otros síntomas, pero escuchar el latido del corazón de tu bebé te dará el estímulo emocional necesario para lograr recorrer lo que falta de este trimestre generalmente difícil.

### Cómo visualizar a tu bebé

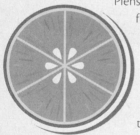

Piensa en un limón grande, como de 6.3 cm de largo, latiendo fuertemente. El bebé pesa aproximadamente 14 g. Como los genitales están empezando a mostrar cierta diferenciación, aproximadamente en una semana podrás apreciar si es niño o niña. Los intestinos del bebé, que se desarrollaron dentro del cordón umbilical, ya se mudaron a su abdomen. Los riñones han empezado a producir y excretar orina, lo cual necesita para poder mantenerse a flote.

### Toda la verdad y nada más que la verdad
¡Tu bebé está nadando en orina!

Sí, tu bebé flota en el líquido amniótico que fabrica tu placenta y, también, en su propia orina. (Y creías que tú hacías todo el trabajo). Este fluido acuoso está dentro de la membrana amniótica o bolsa que rodea a tu bebé durante todo el embarazo. El líquido amniótico protege a tu bebé contra golpes, lo ayuda a desarrollar sus pulmones cuando inhala y exhala el fluido, le permite moverse, desarrollar sus músculos y mantener su temperatura.

En este momento el nivel de líquido amniótico de tu bebé es de un poco más de 100 ml; el volumen máximo lo alcanzará alrededor de la semana 34, cuando en promedio es de 800 ml. Tu bebé todavía hará pipí muchas veces.

# Día 195

**Toda la verdad y nada más que la verdad**
Te olvidarás de muchas de estas cosas en el futuro

Tal vez te parezca muy difícil de creer en este momento, pero cuando estés en el día a día de la maternidad, en especial durante las etapas de cuando es un bebé y después un niño pequeño, te olvidarás de muchas cosas de tu experiencia del embarazo. Por eso deberías escribir lo que estás sintiendo y experimentando. No tienes que llevar un diario elegante: un cuaderno normal o incluso un blog personal en línea es suficiente.

**Consejos desde las trincheras**
Haz dos diarios

«Compré un diario bonito con ilustraciones y de pasta dura para llevar el registro del crecimiento de mi bebé: ahí apuntaba todos mis pensamientos felices. También compré una libreta de espiral y ahí me quejaba y rezongaba de lo mal que me sentía, las dudas que tenía sobre si sería buena madre y todas las otras cosas difíciles. Algún día, si mi hija se embaraza, le daré los dos. Ambos son importantes registros de lo mejor que he hecho en mi vida».

Wendy, mamá de Shyanne

**Lista de pendientes**
Busca otra mamá primeriza para que te brinde apoyo

Si quieres que alguien te entienda y te apoye, busca una mamá con un bebé de seis u ocho meses (para que ya no esté abrumada con un recién nacido). Será una gran fuente de consuelo e información. Todavía recordará lo que pasó y podrá «compadecerse de ti» a tal grado que realmente hará que te sientas comprendida.

# Día 194

**Toda la verdad y nada más que la verdad**
¿Qué les está pasando a tus senos?

> **PREGUNTA:** ¿dónde están esos senos enormes y preciosos que me prometieron?
>
> **RESPUESTA:** en la imaginación de tu pareja, donde siempre han estado.

Para este momento probablemente ya notaste que tus senos han crecido. En Embaracilandia, por supuesto, hay una enorme disparidad en este «crecimiento». A algunas mujeres les crecen mucho, dos o más copas, y a otras no. Pero en general, el mayor aumento de tamaño se da en tu primer trimestre, con un descanso en el segundo y otro poco de crecimiento en el tercero. En promedio subirás entre 450 y 950 g de peso gracias a tus senos y sólo una o dos copas de talla. (Sin embargo, pesártelos en el departamento de frutas y verduras del supermercado, aunque comprensiblemente tentador, no es recomendable. De por sí ya piensan que te robas los refrescos y las galletas).

No obstante, en Embaracilandia más grande no necesariamente significa mejor, en especial si tienes dolor. En tu estado, la definición de senos «más grandes» significa más azules, con más bolas y más restirados (o sea, estrías). Esto no brinda mucho consuelo a las mujeres de talla pequeña que con frecuencia están ilusionadas de pasar al lado salvaje de las mujeres de senos exuberantes durante el embarazo, pero no obtienen los pechos enormes que ellas soñaban pero sí unos con más bolas. Sin embargo, si tienes pechos más grandes en el embarazo, no te acostumbres, después del embarazo y la lactancia, la mayoría de las mujeres regresan a su talla original.

Conforme tus pechos se van preparando para amamantar, se hacen más grandes por el crecimiento de los vasos sanguíneos (o sea: esas hermosas líneas azules que ahora puedes ver bajo tu piel) que promueven el mayor flujo de sangre a la zona. Y después de eso, el estrógeno estimula el crecimiento de los ductos y la progesterona estimula el crecimiento del tejido glandular (o sea: las bolas).

# Día 193

## Lista de pendientes
### Cómprate una extensión para el brasier

Si tu brasier todavía te queda bien de la copa pero lo sientes apretado en la espalda, un extensor que se abroche en los ganchos puede ayudarte a que sigas usando por un poco más de tiempo tu brasier actual. De esta manera puedes esperar a ver cuánto más aumentarás de la copa para finales de este trimestre antes de comprar unos nuevos. Los extensores son baratos y están a la venta en la mayor parte de las tiendas de maternidad que venden brasieres y ropa interior.

## En este momento
### ¿Pantalones de maternidad o pantalones de transición?

¿Estás usando diario el mismo par de pantalones deportivos?

Es en serio, probablemente para este momento sólo tengas un par de pantalones, dos si tienes suerte. Pero si la ropa de maternidad es demasiado grande todavía, ¿qué puedes hacer?

Unos pantalones de transición, de una talla superior a la que usas, son la alternativa para algunas mujeres. Puede parecer un gasto inútil comprar ropa más grande porque sabes que pronto tendrás que dejar de usarla, además de que tal vez te quede demasiado larga y enorme de atrás. Pero recuerda que no sólo la utilizarás en la prematernidad, sino también en el posparto, conforme vayas bajando de peso.

Otras mujeres optan por la solución de usar los pantalones de maternidad a la cadera y pantalones de mezclilla sin la banda frontal. A algunas les gusta la comodidad y la moda (que por años ha sido patética en la ropa de maternidad). Otras prefieren los nuevos pantalones de bandas enrollables que están diseñados especialmente para los meses 3 a 6. La banda se va enrollando sobre el vientre según sea necesario, y luego se va desenrollando.

# Día 192

**Consejos desde las trincheras**
Enróllala

«Éste es el mejor truco: si la banda frontal de tus pantalones de maternidad es demasiado grande por ahora, enróllala hacia abajo para que te quede mejor y estés más cómoda. Si tienes un presupuesto limitado, esto te puede ahorrar la compra de los pantalones de transición o los de banda enrollable que rápidamente dejarás de usar».

Sima, mamá de Rohit

**Cómo sacar provecho de tu presupuesto para ropa de maternidad**

- **Siempre compra pantalones y faldas de colores café, negro y gris para tener más flexibilidad.** Agrega el color en la parte superior.
- **Busca en tiendas de descuento.** Estos lugares son verdaderas minas de oro para ropa de transición y de maternidad.
- **Échale un ojo a eBay.** Ahí puedes encontrar grandes ofertas en ropa de maternidad.
- **Róbale una camisa a tu pareja.** Cuando se trata de esconder esa nueva pancita, una camisa de hombre es indispensable. ¿Para qué comprar una cuando puedes tomar una «prestada» del clóset junto a las tuyas?
- **Si debes vestirte formal para el trabajo, puedes seguir utilizando tus sacos.** Simplemente mantenlos abiertos y nadie notará la diferencia.

Con tus nuevos pantalones negros, una camiseta colorida bajo la camisa de hombre, las mangas arremangadas a la moda y tu nueva mascada de la tienda de descuento, te verás tan bien que olvidarás que estás embarazada… por tres segundos.

# Día 191

**Toda la verdad y nada más que la verdad**
¿Qué tan grande estará tu útero?

Si sientes que tu útero ya está grande y que los pantalones ya te aprietan, prepárate.

Antes de embarazarte tu útero era prácticamente sólido, más o menos del tamaño de tu puño, con la forma de una pera y pesaba alrededor de 71 g. Durante el embarazo tu útero se transforma en un bolso muscular redondo y de paredes delgadas que carga al bebé, la placenta y el líquido amniótico. Aumenta su capacidad entre quinientas y mil veces, así que para el final de tu embarazo tu útero llegará a pesar 1.1 kg.

**En este momento**
¿Niño o niña?

Si pudieras ver dentro de tu útero en este momento, apenas con 13 semanas, podrías ver el sexo de tu bebé. Los genitales externos ya se han desarrollado lo suficiente para que puedas distinguir si es niño o niña. Desafortunadamente no puedes ver ahí dentro en este momento, así que tendrás que permanecer en suspenso.

**Toda la verdad y nada más que la verdad**
Todos tienen su apuesta

Tan pronto como la gente averigüe que estás embarazada, empezarás a enterarte de todas las leyendas de abuelitas, cuentos y predicciones sin fundamento sobre el sexo de tu bebé. Toda persona que te encuentres, desde el vendedor de la tienda de abarrotes hasta tu jefe, tendrá una teoría sobre cómo determinar el sexo con base en latidos del corazón, agujas, cadenas y la forma de tu abdomen. Ninguna es real, pero tal vez te diviertas adivinando de cualquier forma.

# Día 190

## Por órdenes de la doctora
### No hagas la prueba del destapacaños Drano

«En un esfuerzo por averiguar el sexo de su bebé, muchas mujeres experimentan con diversos métodos que aseguran predecir si será niño o niña. Algunos son inofensivos, como hacer girar anillos sobre tu vientre, pero algunos, como el del Drano, no lo son. La técnica se describe en muchos sitios de internet y requiere que mezcles tu orina con los químicos que destapan caños. El color entonces supuestamente revelará el sexo de tu bebé. Los vapores y los químicos pueden ser muy peligrosos y esta prueba carece absolutamente de fundamentos reales. ¡Por favor, no lo hagas! Ya pronto averiguarás el sexo».

K. N.

## Toda la verdad y nada más que la verdad
### ¿Es malo para el bebé meterse a la bañera?

Éste es otro de los mitos que se ha demostrado que es falso. A menos que te bañes en agua extremadamente caliente, no tienes nada que temer. En general, debes evitar darte baños en agua que eleve tu temperatura por arriba de los 39 ºC. Así que date gusto y prepárate un merecido baño calientito.

## Lista de pendientes
### Compra algunos productos naturistas para las uñas

Hablando de que te des gustos… ¡hazte una manicura! Algunas mujeres tienen uñas hermosas y fuertes durante el embarazo; para otras es todo lo contrario, sus uñas se vuelven frágiles y se rompen. No es justo, pero los efectos del embarazo no lo suelen ser.

Si quieres arreglarte las uñas —ya sea para presumirlas o para ocultar lo mal que están— pero no quieres exponerte a los químicos o vapores en este momento, compra productos naturales para uñas y un quitaesmalte sin acetato (es un poco más difícil de usar que la alternativa tóxica, pero funciona). Visita una tienda naturista, donde te podrán dar más información.

## Día 189

### Cómo visualizar a tu bebé

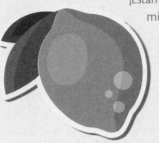

¡Estamos de vuelta en el frutero del embarazo! Tu bebé ahora mide aproximadamente lo mismo que una lima grande (unos 7.6 cm) y pesa como unos 19 g. Si necesitas pensar en otra cosa que no sea fruta, imagínate un camarón. Sus ojos, que por el momento están a los lados de su cabeza, empezarán a moverse al frente. Esto es el inicio del rostro de tu bebé. Para el final de esta semana sus orejas se moverán a su sitio final. Sus huellas digitales diminutas y únicas ya están en su sitio.

### En este momento
### Estás en la recta final del primer trimestre

Ya casi llegas al segundo trimestre. ¿Y a quién le importa que no hayas lavado ropa en tres semanas? ¿Y qué si lo único que hay en tu refrigerador son condimentos? Tienes un latido de corazón y ya has pasado una tercera parte del embarazo (aunque tu panza apenas empieza a notarse).

### Lista de pendientes
### Toma un descanso de la era de la información

Es maravilloso estar en Embaracilandia y tener a tu disposición tantos consejos y orientación. La información puede empoderarte pero, si tienes demasiada, terminarás con muchas cosas sobre las cuales preocuparte y eso tampoco es bueno. Así que date un descanso periódico de información. De hecho, cierra este libro en este instante, apaga la computadora y toma una siesta.

# Día 188

## Por órdenes de la doctora
### Aterriza en la realidad

«Si estás realmente con muchas, muchas náuseas, vomitas todos los días y te preocupa la salud de tu bebé porque no puedes comer nada, llama a tu médico. Pero que te tranquilice saber que si puedes tomarte tus vitaminas, agua y cualquier tipo de alimento, lo más probable es que tanto tú como tu bebé estén bien. En este momento, tu bebé todavía es muy pequeño y sus necesidades calóricas no son muchas».

K. N.

## En este momento
### Empieza el álbum de fotografías de tu panza

Haz un registro de las muchas etapas de tu cambiante panza. Elige un sitio en tu casa para tomar las fotos de tu panza de manera que todas las veces tengas el mismo fondo. Entonces compra un álbum barato y de pasta suave, de esos en los que puedes poner una fotografía por página. Toma una foto por semana, o con la frecuencia que quieras, y pon las fotografías solamente del lado derecho del álbum. Cuando llegues al final de tu embarazo, podrás pasar las páginas rápidamente para ver una pequeña película de tu panza en crecimiento. (Oye, si ya se pasó la fecha de parto y no puedes salir de tu casa, cualquier cosa es divertida).

Gracias a las náuseas y al vómito has experimentado la Dieta del Embarazo (la original dieta del «yoyo») y tal vez estés más delgada, pero de cualquier forma necesitas una fotografía. Piensa en ella como tu toma de «antes». No te preocupes, el yoyo subirá otra vez en tu siguiente trimestre y, con el tiempo, verás esta primera foto con gran nostalgia.

# Día 187

## Consejos desde las trincheras
### Amigos bien intencionados

«Tus amigos sin hijos, de buenas intenciones aunque no siempre con consejos útiles, te dirán cosas como: "te preocupas demasiado" o "el estrés no es bueno para el bebé" (como si fueran médicos o tuvieran hijos). Debes recordar que ellos no entienden lo que te está sucediendo. Piensan que saben de lo que trata el embarazo, pero no es así. Probablemente tú también pensabas que sabías cómo sería el embarazo y ahora mírate».

Jenna, mamá de Shane y Claire

## En este momento
### Ten cuidado con quién te quejas

Cuando la gente te pregunte: «¿cómo te sientes?», piensa bien antes de contestar: «Con náuseas y cansada. Me voy a volver loca si estas náuseas no se me quitan pronto. Esto es mucho más difícil de lo que pensé».

Aunque sea verdad, al admitirlo, quedas expuesta a escuchar sobre todas las cosas desagradables que ha experimentado esa persona o su hermana, amiga, prima o estilista: «Querida, eso no es nada, mi hermana vomitó durante veintitrés semanas y le tuvieron que poner suero intravenoso".

## Toda la verdad y nada más que la verdad
### La fogata en tu estómago

Y hablando de quejas: ve consiguiendo las pastillas antiácidas. La acidez empieza a aparecer por estas fechas y puede arruinar una buena comida o siesta. Esto es culpa de las hormonas, así que, aunque modifiques tu dieta, es posible que el problema no desaparezca; sin embargo, tu comida picante favorita sí la empeorará.

# Día 186

## En este momento
### ¿Ya te cansaste de este experimento científico?

Sin duda te estarás preguntando si alguna parte de tu cuerpo permanecerá sin cambios durante el resto de tu embarazo, ya que la mayor parte de tu organismo parece profundamente transformado, y eso que todavía te falta mucho.

Aunque no lo creas, sí hay una parte del cuerpo que no cambia en el embarazo: las orejas. Tus orejas no se verán afectadas: no se hinchan, no cambian de color, no se expanden, no emiten olores, no liberan líquidos, no pican, no se caen ni requieren de cuidados especiales, ropa, acolchonamiento, preocupación o miedo.

¡Vivan las orejas!

## Toda la verdad y nada más que la verdad
### El embarazo dura una eternidad

Estás emocionada de haber llegado casi al segundo trimestre, sí, pero ahora te das cuenta de que el acontecimiento más importante de tu vida sigue a 186 días de distancia, y eso si tu bebé nace en la fecha probable de parto, lo cual probablemente no sucederá.

Si el prospecto de esperar otros 186 días o más para conocer a tu bebé te parece una agonía, alégrate de no ser jirafa. Las jirafas tienen una gestación de 425 días. Si tú y una jirafa se embarazaran el mismo día, para cuando la jirafa diera a luz, tú ya llevarías casi seis meses usando ropa interior normal.

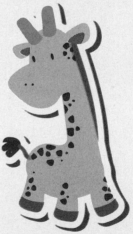

Alégrate mucho, mucho, de no ser una elefanta. Estos pobres animales tienen un periodo de gestación de 640 días. Eso significa que si tú y una elefanta se embarazaran el mismo día, ¡tu bebé estaría en la escuela para cuando ella diera a luz!

# Día 185

## En este momento
### Eres toda una mujer pero emites sonidos de hombre

Aunque estar embarazada es la experiencia femenina por excelencia, es probable que no te sientas como una dama, en especial, gracias a la lentitud de tu nuevo sistema digestivo. Lo más seguro es que los gases, en sus presentaciones de eructos y flatulencias, ya hayan llegado. (Esconderse detrás de los arbustos para orinar tampoco ayuda). Velo así: tu pareja lleva años de exponerte a todas sus funciones corporales y no le importa.

## Cómo ver el punto de vista de tu pareja en este momento

Mientras tanto, incluso si es súper sensible, tu pareja no tiene ni idea de lo que está pasando en tu cuerpo y por qué tus emociones son tan irracionales. Recordará con cariño tus episodios de síndrome premenstrual, añorando en secreto la simplicidad y lo predecible de tus disgustos con él. Si te consuela, probablemente no le importe que lo expongas a tus funciones corporales.

## Toda la verdad y nada más que la verdad
### No existe la perfección en el embarazo

Y aquí estás, sometiendo a tu pareja a todos tus gases y apenas sacando adelante el trabajo mientras tu casa se viene abajo. Probablemente te sientas como una triste perdedora embarazada. No eres una perdedora; debes olvidarte de tratar de ser perfecta, eso sólo te decepcionará. No importa cuánto intentes que todo sea perfecto, siempre habrá otras embarazadas que lo hagan mejor que tú y probablemente sean tu hermana, amiga o vecina. Empieza a intentar no ser perfecta desde este momento. Tienes suficientes cosas que hacer, como lograr encontrar ropa interior que te quede.

# Día 184

### Cómo evitar deprimirte

Cuando te sientes mal, estás cansada, y tu aspecto no es tan bueno, es difícil conservar el ánimo. No empeores la situación con revistas que tengan fotografías de celebridades embarazadas: nunca ves las fotografías de estas personas vomitando, sólo las ves cuando compran sus carriolas de 800 dólares y se pasean con sus blusas de maternidad de 300 dólares; y mientras, las mujeres embarazadas reales están buscando buenas ofertas en los pasillos de las tiendas o explicándoles a los demás: « No, en serio, no estoy gorda, sólo estoy embarazada ».

### Toda la verdad y nada más que la verdad
### ¿Cómo será tu segundo trimestre?

Al llevar unas cuantas semanas en el segundo trimestre, la mayoría de las ciudadanas de Embaracilandia empiezan a sentirse (¿te atreves a creerlo?) mejor, mucho mejor. Pero también deberás saber que, aunque las náuseas y el vómito por lo general desaparecen, surgirá otra serie de dolores y síntomas: dolores de espalda o de abdomen, calambres en las piernas, estreñimiento y cosas extrañas, aunque explicables, como la aparición de lunares y manchas oscuras en la piel. Pero definitivamente hay un lado bueno de la llegada de tu segundo trimestre: ya has recorrido una tercera parte del camino.

### En este momento
### Tal vez ya estés produciendo calostro

Aunque el conteo regresivo todavía tiene 184 días, tus senos, independientemente de su tamaño, probablemente ya empezaron a fabricar calostro. El calostro, también conocido como primera leche, es el fluido lleno de nutrientes y anticuerpos que alimenta a tu bebé y ayuda a mantenerlo sano durante sus primeros días, antes de que baje la leche.

# Día 183

## Toda la verdad y nada más que la verdad
### Nada es «simple» ya

Acéptalo antes de que te destruya: no existe nada simple en Embaracilandia. Incluso algo tan inocente como beber agua (recuerda: de ocho a diez vasos al día) se vuelve un trabajo difícil durante el embarazo. Aunque pronto empezarás a sentirte mejor, sigue habiendo cientos de otros síntomas inesperados que están aguardando para dificultar tu vida y tu embarazo.

## Lista de pendientes
### Encuentra una manera especial de celebrar el final de tu primer trimestre

Lo lograste; sobreviviste a lo que a la mayoría de las mujeres le parece el trimestre más difícil, aunque habrá quienes sostengan que es el tercero. Pero incluso si lo es, de todas formas descansarás un poco en el segundo trimestre.

¡Celebra! Si te estás sintiendo mejor, es el momento de una linda cena romántica con tu pareja. Sin embargo, si te sientes mejor pero no tanto, olvídate del romance; en vez de eso, toma tu calendario, arráncale los meses que han pasado, aviéntalos al suelo y baila sobre ellos. Te lo has ganado.

## Consejos desde las trincheras
### Las cosas pequeñas cuentan

«Para celebrar el final de mi primer trimestre, fui a la ferretería y compré un nuevo asiento para el baño. Ya estaba cansada de ver el viejo asiento de cerca tanto tiempo, todos los días, varias veces al día, durante meses».

Dana, mamá de Evan

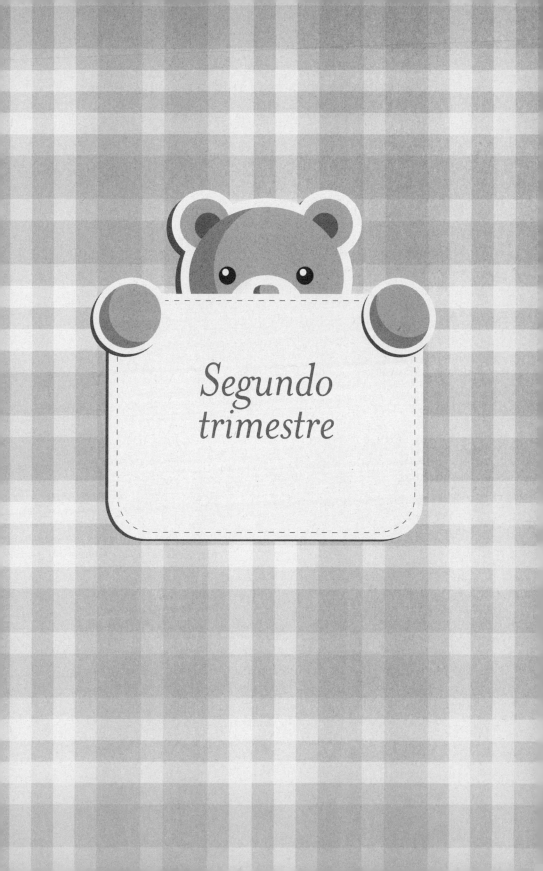

Segundo
trimestre

## Día 182

### En este momento
¡Ya llegaste al segundo trimestre!

Bienvenida al trimestre de la luna de miel, o lo que se conoce como el «trimestre que salvó mi relación», «el único trimestre bueno de todos» o «el trimestre en el que finalmente se me quitó la narcolepsia».

Estarás en Embaracilandia en toda su gloria. Podrás ver a tu bebé con el ultrasonido, averiguarás el sexo del bebé, podrás tener sexo de nuevo: tal vez incluso el mejor sexo de tu vida. Tu energía vuelve, las náuseas desaparecen y comerás como un vikingo tras el saqueo. Después de que se quita la náusea, el segundo trimestre definitivamente tiene sus ventajas.

### Consejos desde las trincheras
El retraso del segundo trimestre

«Lo escuchas, lees tanto sobre el maravilloso segundo trimestre… Cuando el mío empezó, todavía me sentía fatal, me veía fatal y ni siquiera se me notaba que estaba embarazada. En mi opinión deberían mover el segundo trimestre unas cuantas semanas más adelante, aunque sea sólo para no causar decepciones a la semana 14 si todavía te sientes como piltrafa».

Renee, mamá de Steven y Anderson

### Por órdenes de la doctora
Ve tranquila

«Aunque tu primer trimestre ha quedado atrás, todavía tienes un largo camino por andar. Si aún no te sientes bien, espera: el alivio llegará, por lo general para la semana 16. También puedes estar viviendo en una montaña rusa de emociones. En lo que respecta a cambios de vida, esto es algo difícil de superar».

K. N.

# Día 181

## Cómo visualizar a tu bebé

A las 14 semanas, tu bebé mide aproximadamente 8.9 cm de largo de la coronilla a las nalgas, apenas un poco más largo que una lima, y pesa unos 28 g. Tiene la piel muy delgada. Para finales de esta semana, sus brazos ya estarán proporcionados con el resto de su cuerpo, aunque todavía no es conveniente que le compres un guante de beisbol porque sus manos apenas miden un poco más de 1 cm de largo.

Para este momento tu bebé ya produjo glándulas sudoríparas y su hígado y páncreas están secretando fluidos.

Si vas a tener una niña, ahora tiene aproximadamente dos millones de óvulos en sus ovarios. En un mes, aumentarán a seis millones, pero esta cifra disminuirá a uno o dos millones para el momento de su nacimiento.

## En este momento
### ¿Qué cosas sorprendentes puede hacer tu bebé?

Con el inicio de tu segundo trimestre, las gracias de tu bebé se hacen más interesantes: ahora puede entrecerrar los ojos, fruncir el entrecejo y hacer gestos (en este momento son reflejos, pero le servirán más adelante cuando quiera comer una galleta en lugar de brócoli), también ya puede sostener cosas con las manos.

¿Y qué cosas sorprendentes puedes hacer tú? Tú todavía puedes pararte de una silla sin ayuda de una grúa y te alcanzas a ver el vello púbico sin un espejo.

# Día 180

## En este momento
### Tiempo de decidir sobre varios análisis

Ésta es una de las desventajas del segundo trimestre: los análisis.

Si tienes menos de treinta y cinco años, te ofrecerán la «prueba triple», un conjunto de tres niveles hormonales en sangre que evalúan el riesgo de defectos del tubo neural (anormalidades en la espina que pueden resultar en parálisis) o síndrome de Down. Esto se hace entre las semanas 16 y 22. Si tienes más de treinta y cinco años, te ofrecerán una amniocentesis, si es que no te han hecho una muestra de vellosidades coriónicas (MVC). Si ya te hiciste la MVC entonces sólo te harán la prueba de alfafetoproteína (AFP) en sangre, que también determinará las probabilidades de defectos del tubo neural.

Independientemente de tu edad, la decisión sobre hacer o no los análisis es difícil y depende mucho de tus creencias personales. Tú y tu pareja deberán considerar qué harán con la información en caso de que se descubra un problema.

## Por órdenes de la doctora
### Infórmate sobre la función de cada estudio

«La prueba triple no determina de manera definitiva si tu bebé tendrá un defecto de nacimiento o síndrome de Down, solamente evalúa el riesgo. Si la prueba muestra un riesgo más alto de lo esperado, entonces te ofrecerán una amniocentesis, que podrá decírtelo de manera definitiva. Sin embargo, la prueba triple da un 5% de falsos positivos, lo cual significa que indica un riesgo alto aun cuando el bebé está sano. Muchas parejas preguntan: "¿Por qué no se hace la amniocentesis desde el principio?", y la razón es que hay una probabilidad de que el procedimiento en sí provoque en uno de cada doscientos casos que la madre aborte a un bebé normal».

K. N.

# Día 179

## ¡Alerta!, prepárate para esperar
### ¿Dónde está la panza?

Para todas las mujeres, que «se les note» marca un hito importante de su embarazo. Es indignante sentirse tan transformada emocional y físicamente pero no *panzonalmente*. Aunque la parte superior de tu útero, ese fabuloso fondo, probablemente apenas haya sobrepasado el hueso pélvico, puede ser suficiente para empujar un poco tu estómago y generar la típica «pancita». A muchas mamás primerizas no se les empieza a notar hasta la semana 20, en el quinto mes de embarazo. Es difícil esperar a que esto ocurra, pero más pronto que tarde se te empezará a notar.

## Consejos desde las trincheras
### ¡Claro que se nota!

«A mí se me notó incluso antes de embarazarme gracias a mis dos embarazos anteriores».

Jennifer, mamá de tres hermosos hijos

## Lista de pendientes
### Empieza a comprar los muebles del bebé

Te tenemos reservada una sorpresa desagradable: es posible que la entrega de los muebles para el cuarto del bebé tarde hasta doce semanas. Si vas a comprar los muebles en las tiendas especializadas en bebés, debes empezar a hacer las compras desde este momento.

Pero no entres en pánico si te dicen que la cuna y el cambiador llegarán hasta después de tu fecha probable de parto. Cuando salgas del hospital, todo lo que realmente necesitarás será la sillita del auto para que el bebé pueda hacer el recorrido de regreso a casa y alguna especie de moisés para que duerma. Probablemente no utilizarás la cuna durante los primeros meses y para cambiar al bebé sólo necesitas un cojín cambiador o una cobija. A los bebés no les importa, sólo a las mamás.

# Día 178

**Toda la verdad y nada más que la verdad**
Los muebles de bebé cuestan una fortuna

Ésta es una sorpresa aún más desagradable sobre el mobiliario del bebé: puede ser realmente costoso. A menos que algunos parientes generosos te hayan regalado cosas, puedes anticipar un gasto fuerte. Por lo tanto, si conoces gente con niños pequeños, empieza a lanzar las indirectas de una vez. Si te regalan una cuna o colchón usados, asegúrate de que cumplan con las normas vigentes de seguridad. Puedes buscar estas normas en distintas organizaciones de seguridad a través de una simple búsqueda en línea.

**En este momento**
Considera fuentes alternativas de mobiliario

Si tienes un presupuesto limitado para los muebles del bebé (como tantas otras parejas), entonces tal vez quieras irte por el camino alterno y comprar piezas sepa-radas de distintas mueblerías que no se especialicen en bebés. La otra ventaja de comprar en estas mueblerías es que suelen poder entregarte los muebles en un lapso de una o dos semanas.

**Consejos desde las trincheras**
Busca el juego de vestidor-cambiador

«Me hubiera gustado comprar el vestidor con el cambiador integrado. Después de la llegada de mi segundo bebé, estaba en una habitación mucho más pequeña y era difícil que cupieran ambos muebles».

Lucy, mamá de Annabelle y Christina

# Día 177

## Cómo ser realista sobre tu aumento de peso

Hazte un favor: deja de pensar en la imagen mental que tienes sobre exactamente cuánto subirás de peso y cómo te verás al final de tu embarazo.

Estaría bien poderte ver como Madonna o Cindy Crawford.

Olvídalo. Aumentar de peso es otro de los aspectos del embarazo que te pone bajo mucha presión y sobre el cual no tienes un completo control. Puedes controlar cuánto helado vas a comer, sí, pero incluso si tu aumento de peso es ideal, todo depende de la genética y de la complexión de cada quien.

## Por órdenes de la doctora
### Piensa en términos de un aumento de peso promedio, no en el ideal

«Cada mujer es única y cada embarazo es un poco distinto, así que en vez de ponerte a pensar en el peso *ideal* es mejor pensar en el aumento de peso *promedio*, el cual, dependiendo del peso en que empieces, será de 11 a 15 kg. Es verdad que hay estudios que demuestran que un aumento de peso excesivo puede implicar un incremento en los riesgos, en particular en mujeres que tienen sobrepeso para empezar; sin embargo, si no tenías sobrepeso al comenzar tu embarazo, hay mujeres que conservan la buena salud con un aumento de más de 18 kg.

»¡Yo fui una de esas mujeres! A pesar de tener una dieta balanceada no siempre pude evitar ceder al antojo de papas a la francesa en mi segundo trimestre. Así que intenta lograr un equilibrio, pero si tu médico te dice que estás sana, no te obsesiones con el aumento de peso ni sobreanalices cada bocado que te lleves a la boca».

K. N.

# Día 176

**Toda la verdad y nada más que la verdad**
Te asustará tu apetito (y a los demás también)

Un gran apetito durante el embarazo no es lo mismo que un gran apetito fuera del embarazo. No se trata del tipo de hambre de «tal vez me coma una manzana y una galleta». Es algo más parecido a «me voy a comer esta media sandía y el pollo entero para cenar, y esta tarta se ve sabrosa. ¿Y tú qué vas a comer, amor?».

---

**Cómo olvidarte de la dieta de *south beach* en cuatro pasos sencillos**

La necesidad de más carbohidratos será bastante evidente durante tu segundo trimestre. Si tenías un plan de alimentación con carbohidratos limitados antes de embarazarte tal vez necesites hacer lo siguiente:

1. Toma una caja de galletas Oreo de doble relleno.
2. No leas el contenido de carbohidratos.
3. Come dos —está bien, tres— antes de pagar en la caja.
4. Recuerda que aunque el embarazo tiene sus desventajas, comer más carbohidratos no cuenta como una.

---

**En este momento**
Estás reevaluando tu plan familiar

Ahora que te sientes mejor —de hecho, bastante mejor— estás pensando que tal vez podrías embarazarte otras dos veces, incluso tal vez tres. Esto del embarazo no está tan mal. Sí, cuatro hijos se ve factible.

## Día 175

### En este momento
#### ¿Qué está pasando en el frutero?

En la semana 15 de vida en el interior, tu bebé ya mide unos 10 cm, más o menos como una pera, y pesa alrededor de 50 g, casi tanto como una toronja. Tiene las piernas ahora más largas que los brazos y puede mover todas las articulaciones y extremidades. Prepárate para un dato lindísimo: le están empezando a crecer las cejas y tal vez también le esté empezando a salir el cabello.

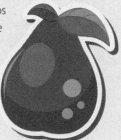

### ¡Alerta!, prepárate para esperar
#### Las pataditas

Ya te mueres por sentir esas «pataditas»: término científico para describir cómo se siente el movimiento de tu bebé. Aguanta, ese momento llegará pronto (dentro de las siguientes tres o cuatro semanas). Mientras tanto, piensa en esta etapa como las «todavía no pataditas».

### Cómo entretenerte mientras esperas

Juega a los atrapados con tu bebé usando una lámpara pequeña. Aunque los párpados de tu bebé siguen pegados, sus retinas ya pueden detectar una pequeña cantidad de luz que se filtra por tus tejidos cuando la luz es brillante. Si enciendes una lamparita sobre tu vientre, probablemente se aleje de la luz. Aunque no puedes sentirlo, es divertido pensar que se está moviendo. Sin embargo, con una vez es suficiente: tampoco quieres que tu bebé sea un fugitivo dentro del útero.

# Día 174

**Toda la verdad y nada más que la verdad**
¿Quién era esa persona enmascarada?

Era tu doctor que entró como rayo y salió de inmediato. Toda ciudadana de Embaracilandia sería feliz si tuviera una hora, o cinco, con su doctor. Pero si tiene un consultorio ocupado, probablemente sólo lo verás en persona entre diez y quince minutos por consulta. Tal vez quieras cambiar de médico para que te dedique más tiempo, pero la realidad es que la mayoría de los doctores sólo puede darte entre diez y quince minutos. En vez de quejarte o sentirte decepcionada, acepta la realidad y ve preparada.

Además: recuerda sacarle todo lo que puedas a la enfermera o a la partera porque éstas, por lo general, tienen más tiempo de responder tus preguntas y calmar tus miedos.

**Por órdenes de la doctora**
Aprovecha al máximo tu tiempo con el doctor

«Debido a la gran cantidad de pacientes que hay en la mayoría de los consultorios obstétricos, los doctores tienen poco tiempo, así que es importante que aproveches al máximo tu visita. Una manera de lograr esto es llegar preparada con una lista de preguntas relevantes sobre el momento que estás pasando en tu embarazo. Si no estás en tu tercer trimestre, no necesitas repasar cada detalle de tu plan de parto. Lo bueno de las visitas prenatales es que tendrás más de diez consultas a lo largo de tu embarazo, lo cual te ofrece muchas oportunidades para preguntar».

K. N.

# Día 173

## Lista de pendientes
### Compra un cuaderno de espiral

Si apuntaras todas tus preguntas en notitas autoadhesivas y las pegaras a tu cuerpo, sólo terminarías pareciendo gallina embarazada. En vez de eso, compra una pequeña libreta para organizar todas tus dudas en un solo sitio. Antes de las consultas, revisa la lista y elige las preguntas más importantes. Pero no olvides llevar contigo la libreta.

## Consejos desde las trincheras
### Trabaja en equipo con tu doctor

«En mi caso, si le decía a mi doctor: "Tengo tres preguntas que realmente quisiera que me respondiera hoy", no me sentía apresurada y siempre obtenía mis respuestas».

Bonnie, mamá de Morgan

## Por órdenes de la doctora
### Antes de cambiarte de médico

«Es muy importante sentirte a gusto y bien atendida por tu doctor. Si sientes que no es compatible contigo, definitivamente cámbiate. Sólo intenta mantener tus expectativas razonables. Si tienes un millón de preguntas, considera si, en el fondo, no estarán provocadas por otro motivo, como un temor intenso de que todo salga mal. Algunos de los aspectos más angustiantes de estar embarazada son la falta de control y el miedo a lo desconocido. Si tienes oportunidad, descríbele tus miedos al doctor; cuando haces esto y le expones las cosas claramente, el tan sólo expresarte te hará sentir mejor. Para los doctores es más sencillo dar respuesta a tus miedos específicos que responder a una letanía de preguntas».

K. N.

# Día 172

## En este momento
### ¿Frustrada con el sistema?

Si te ha costado trabajo comunicarte con el doctor o si estás cansada de los estudios y de la tecnología que se usa en el embarazo, debes recordar que estás viviendo en una etapa donde la medicina es asombrosa y la información abunda, aunque a veces no te parezca así.

Alrededor de 1850, el *Diccionario médico de Dunglison* definía el embarazo como: «El estado de una paciente femenina que tiene dentro de su ovario o matriz un germen fecundado que gradualmente se desarrolla en ese receptáculo».

¡Suena como si estuvieras engendrando un recipiente reutilizable y no un bebé! Pero al menos en el siglo XIX había reglas civilizadas para tener un bebé. En el *Diccionario jurídico de Bouvier* aparecía una ley sobre el embarazo que señalaba: «26-2. Sobre la duración del embarazo. Lord Coke establece la regla perentoria de que 40 semanas será el tiempo más largo permitido para la gestación».

Vaya, ésa es una ley con la cual todos estamos de acuerdo. Gracias, Lord Coke.

## Consejos desde las trincheras
### Decirlo sin tapujos

«Mi doctor me dijo: "El embarazo no es una excusa para comer en exceso". Yo le respondí: "Estoy de acuerdo: no es una excusa, es el motivo"».

Kate, mamá de Julia y Ellie

# Día 171

## Lista de pendientes
### Empieza a buscar una guardería

En serio. Ahora. ¡Muchas guarderías tienen lista de espera! Si estás considerando que tu hijo vaya a una, necesitas empezar a hacer llamadas y a realizar entrevistas ya.

Busca instalaciones con acreditación. Puedes valerte de los recursos en línea para encontrar las guarderías potenciales y buscar información que te ayude a seleccionar el lugar, tienes que saber qué quieres y qué vas a preguntar. Tus amigas, compañeras de trabajo y vecinas que sean madres trabajadoras son otro gran recurso para encontrar un lugar de buena calidad.

## Consejos desde las trincheras
### Que el papá se encargue de esto

«Cuando estás embarazada, lo último que quieres hacer es andar recorriendo la ciudad entrevistando gente para que cuide a un bebé que ni siquiera ha nacido. En este asunto, tu esposo puede entrar al rescate y hacer parte del trabajo pesado. El mío buscó las opciones, elaboró una lista de preguntas, hizo las entrevistas y después las llamadas de seguimiento. Realmente me quitó un peso de encima».

Beth, mamá de Jacob y Mitchell

## Toda la verdad y nada más que la verdad
### ¿Cuánto?

Otra mala noticia: las guarderías son costosas. Mientras más rápido te enteres del costo, más oportunidad tendrás de hacer un presupuesto o de explorar otras alternativas, como cuidado en casa (una persona que cuida a los niños en su propia casa) o rogarle a tu madre o suegra que te ayude con el bebé dos días a la semana. Empieza a quedar bien desde ahora.

# Día 170

**En este momento**
El problema de la incapacidad por maternidad

Aquí estás, tomando decisiones sobre tu incapacidad mucho antes de que nazca tu bebé. Pero ¿cómo saber cuánto tiempo realmente necesitarás de incapacidad, cómo se organizarán tus finanzas y cómo te sentirás de regresar al trabajo?

Un gran libro sobre el tema es *The Best Friend's Guide to Maternity Leave* (*La guía de las mejores amigas sobre la incapacidad por maternidad*), de Betty Holcomb. Ella aconseja a futuras madres y les sugiere solicitar tanto tiempo como sea posible sin arriesgar su trabajo o caer en la bancarrota. Escribe: «Una de las cosas que más me han dicho las mujeres en todas mis entrevistas a lo largo de los años es que desearon haber solicitado más tiempo de incapacidad… La mayoría de las empresas da doce semanas, pero yo creo, personalmente, que es mejor intentar que sean entre cuatro o seis meses, de ser posible. Eso te da suficiente tiempo para recuperarte, disfrutar al bebé e incluso aburrirte un poco y estar lista para trabajar un poco desde casa. Recuerda: siempre puedes pedir trabajar menos tiempo tras la llegada del bebé».

Buen punto.


**Consejos desde las trincheras**
No temas pedir lo que quieres

«No tengas miedo de pedirle a tu jefe un horario de trabajo más flexible. A mí me permitieron trabajar un día desde casa y eso nunca hubiera sucedido si no lo hubiera pedido. Lo peor que puede pasar es que te digan que no, pero tal vez te digan que sí».

Vanessa, mamá de Harry y otro en camino

# Día 169

### ¡Alerta!, prepárate para esperar
### ¿Niño o niña?

¿El suspenso te está matando? Si tienes un ultrasonido programado para esta semana, quizá puedas averiguar si tu bebé es niño o niña (tal vez sus genitales se vean). Pero el ultrasonido de la semana 16 o 18 será más confiable para revelar el sexo.

### Por órdenes de la doctora
### Considera el factor sorpresa

«Yo les digo a mis pacientes: "Quedan muy pocas sorpresas en la vida y, si pueden aguantar, valdría la pena dejar que el sexo del bebé los sorprenda". Si no puedes aguantar el suspenso, la mayoría de las veces el ultrasonido te revelará el sexo. Pero incluso en ese caso, ¡nunca se sabe! Muchas mamás han tenido que cambiar el color de la recámara después de que nace el bebé. La amniocentesis y la muestra de vellosidades coriónicas son las únicas formas infalibles para determinar el sexo».

K. N.

### Toda la verdad y nada más que la verdad
### ¡Ventílate!

Tal vez ya te hayas dado cuenta de que subir las escaleras te hace resoplar. Tus pulmones están trabajando más. Como tu bebé ocupa más espacio ahora, le deja menos espacio a tus pulmones para que se expandan. Para compensar este cambio y para cubrir la mayor demanda de oxígeno de madre y feto, las embarazadas tienen que respirar más rápido. Y por si fuera poco, la progesterona te provoca la desagradable sensación de que no estás recibiendo suficiente aire. Pero no te preocupes, sí lo estás recibiendo.

## Día 168

### Cómo visualizar a tu bebé

En términos de peso y longitud, piensa en un aguacate grande. Mide como 11 cm de longitud (de la coronilla a las nalgas) y pesa casi 85 g. Todavía es muy pequeño, pero su cabeza está más erguida y su cuerpo ya es más largo que su cabeza. Un detalle lindo: le están empezando a crecer las uñas de los pies. ¿Algo más lindo? Su nariz ya está completamente formada y lista para que le des un pellizquito.

### Lista de pendientes
### Prepárate un poco de guacamole

Si se te antojó un poco de guacamole al mencionar al aguacate, cómetelo. El aguacate está lleno de grasas saludables, vitamina B y fibra, además de que te mantiene satisfecha por un periodo largo. Ni siquiera necesitas hacer el guacamole, en especial si el limón o el ajo agravan tu acidez. Solamente toma un aguacate, aplástalo en un tazón y úntalo en tostadas o en galletas de granos enteros.

### En este momento
### Tu bebé también tiene papilas gustativas

Si estás comiendo comidas picantes en este momento, es probable que a tu bebé también le gusten cosas similares. En esta semana, las papilas gustativas del bebé ya se parecen a las de un adulto, y el líquido amniótico puede oler mucho a ajo y especias de la dieta de la madre. (Tal vez podrías empezar a comer brócoli todos los días para poner un buen ejemplo).

# Día 167

**Lista de pendientes**
**Preséntate de nuevo con tu pareja**

¡Hola, ya despertaste! Levanta la vista del charquito de saliva y dile a tu pareja: «Hola, amor, ¡yo también te extrañaba!». Ahora ya no desperdicies ni un minuto más. Vayan al cine.

**En este momento**
**Tal vez haya regresado tu «humor»**

En la escala de la mamá sexy, no sólo ya saliste de los números negativos, tal vez incluso ya estés llegando al 10. ¡Por fin! Algo positivo provocan todas esas hormonas y el aumento en el volumen de sangre que corre por tu cuerpo: mucha de esa sangre va a tus genitales en este momento y eso significa *sexo divino*. Las hormonas, el aumento de flujo sanguíneo a los genitales y la desaparición de la narcolepsia del primer trimestre pueden sumarse y hacer que incremente tu deseo por el sexo. Algunas mujeres también tienen orgasmos más intensos y más fáciles de alcanzar.

**Toda la verdad y nada más que la verdad**
**¡Pero mi bebé está ahí adentro!**

Ésta es la otra cara de la moneda de estar de «humor». Aunque escucharás mucho sobre el maravilloso sexo durante el embarazo, esto no significa que siempre lo tendrás. Pueden surgir obstáculos, como que puede ser un poco inquietante saber que hay un bebé «ahí dentro». Tal vez te sientas un poco extraña si ahora te has convertido en la «iniciadora» de la relación. (No te preocupes, a tu pareja probablemente no le moleste). Recuerda: el embarazo es un tiempo de extremos, y esto también se aplica al apetito sexual. Cuando está, está, y cuando no, ni con dinamita lo podrás encender.

# Día 166

**Toda la verdad y nada más que la verdad**

Tu pareja tal vez tenga miedo al sexo

Esto es lo que todos los hombres del planeta quieren saber sobre tener sexo con su pareja embarazada:

«¿Durante el sexo, el bebé puede sentir mi pene?».

**Por órdenes de la doctora**

El sexo es seguro

«En pocas situaciones se prohíbe el sexo durante el embarazo. Si tu doctor no te lo ha prohibido, entonces siéntete en plena libertad de explorar los beneficios del sexo. No te preocupes, el bebé está bien acolchado en el líquido amniótico. No te sorprendas si tienes contracciones leves durante el orgasmo. Mientras se detengan y no se intensifiquen, es normal; piensa en ellas como las réplicas de un terremoto».

K. N.

**Consejos desde las trincheras**

¡Ya lo hiciste antes y mira lo que pasó!

«A veces, con o sin hormonas, simplemente no tienes ganas de tener sexo. ¡Es, a fin de cuentas, lo que te puso en este estado para empezar!».

Jen, mamá de Jack y Madison

# Día 165

## Consejos desde las trincheras
### ¡Que empiecen los juegos!

«Estaba anticipando que mi libido regresaría en el segundo trimestre. ¡Imagina mi sorpresa cuando la libido que me llegó fue la de Samantha de *Sex and the City* en vez de la mía!».

Mamá anónima

## En este momento
### Tal vez tengas que hacerte cargo del asunto por tu cuenta

Sí, ruboricémonos por un momento, pero la masturbación durante el embarazo es perfectamente segura, con o sin instrumental adicional, y es un gran pasatiempo mientras estás en la cuenta regresiva. Si no tienes toneladas de experiencia en esta área, ve unos episodios de *Sex and the City* para inspirarte.

## Lista de pendientes
### Empieza a hacer ejercicio

Si estás suficientemente despierta para tener sexo y ya no estás vomitando, es hora de ir al gimnasio o salir al aire libre. El ejercicio te puede ayudar a dormir mejor, a aumentar tu energía y a bajar el estrés. La caminata, el yoga, la natación, la elíptica y la bicicleta fija son buenas alternativas de ejercicios de bajo impacto, en especial si antes no te ejercitabas regularmente. Empieza tranquila y ve aumentando tu fuerza poco a poco.

## Por órdenes de la doctora
### Ajusta tus entrenamientos

«Si eras activa antes de embarazarte, puedes continuar con tu rutina normal siempre y cuando vayas haciendo algunos ajustes. Asegúrate de no correr el riesgo de lastimarte el vientre con una caída, un golpe o una patada. Tienes que evitar acostarte bocarriba cuando pases de las veinte semanas. *Embarazo Sano* es una gran revista que puede ayudarte a ajustar tus entrenamientos; realmente la recomiendo».

K. N.

# Día 164

## En este momento
### Tal vez hayas escuchado hablar de...

...la mujer embarazada que corrió un maratón. En serio. Sue Olden de Burnsville, Minnesota, corrió un maratón en cuatro horas con cincuenta segundos a los ocho meses de embarazo.

...casi no poder quemar grasas a través del ejercicio. Esto también es cierto. Parece ser que los cambios hormonales del embarazo controlan la capacidad de tu cuerpo para quemar grasa. En conclusión: necesitas la grasa durante el embarazo. (¡Tú aférrate a todas las explicaciones posibles!).

...una atleta olímpica bastante embarazada. Cornelia Pfohl, de Alemania, compitió en Atenas en 2004 a pesar de tener 30 semanas de embarazo. Se cree que es la primera mujer en competir en los Juegos Olímpicos durante su tercer trimestre. Afortunadamente, compitió en tiro con arco y no en gimnasia.

## Por órdenes de la doctora
### Conoce los nuevos lineamientos para ejercitarse

«Los viejos lineamientos para hacer ejercicio durante el embarazo decían que las mujeres no debían permitir que su ritmo cardiaco superara los 140 latidos por minuto. Esta aseveración no tenía mucho fundamento científico ni tomaba en consideración las diferencias en mujeres sanas. La mejor regla es asegurarte de poder mantener una conversación completa en el momento más intenso de tu actividad. Si no puedes hablar normalmente, entonces estás haciendo demasiado. También es importante mantenerse hidratada durante toda la rutina».

K. N.

## Consejos desde las trincheras
### Ejercítate mientras puedas

«Haz ejercicio mientras puedas. Nunca sabes qué extraño síntoma del embarazo puede mandarte a la banca. A mí me empezaron a doler los pies en el cuarto mes y me sentí decepcionada de tener que dejar incluso de caminar».

Lisa, mamá de Jake y Ally

# Día 163

**En este momento**
Ejercicius interruptus

Si vas al baño con frecuencia, tal vez se te dificulte ir a dar una caminata de veinte minutos sin necesitar un baño. Si no te sientes cómoda en la caminadora del gimnasio (puedes tener miedo de caerte o simplemente sentirte incómoda en este momento en el gimnasio), a continuación te presentamos otras ideas:

- Da vueltas por el centro comercial (es un buen lugar para ir cuando hace mucho calor o demasiado frío). Y, por supuesto, puedes comprar un bocadillo en caso de que lo necesites e ir de compras después.

- Dale vueltas a la manzana y detente en tu casa cuando lo necesites. Qué importa que los vecinos digan: «¡Ya va a dar otra vuelta!».

- Encuentra un parque con pista para caminar o correr y que tenga un baño, pero asegúrate de que el baño esté abierto, que funcione y que no haya gente rara alrededor. (Evita las áreas recreativas pavimentadas demasiado llenas, con gente en patines o en bicicleta. No querrás correr el riesgo de que choquen contigo).

**Consejos desde las trincheras**
Incluso las mamás olímpicas tienen sus retos

«Muchas mujeres afirman que les encanta estar embarazadas, pero yo no fui fan de este periodo. Como atleta, acostumbrada a estar en excelente forma, fue difícil ver cómo mi cuerpo cambiaba totalmente y que no tenía ningún control sobre eso. Me encantaba tener a mi bebé dentro de mí, pero me sentí muy feliz cuando finalmente nació».

Marion Jones, medallista de oro olímpica y madre de dos niños

# Día 162

**Toda la verdad y nada más que la verdad**
¿El ejercicio realmente facilita la labor de parto?

Esto se dice prácticamente en todos los libros y sitios de internet para mujeres embarazadas. Sin embargo ¿realmente habrá un parto más rápido y sencillo en tu futuro si haces ejercicio?

Sí, y hay muchos estudios oficiales que respaldan esta afirmación. En 1996, *The American Journal of Sports Medicine* reportó que, en promedio, las mujeres deportistas salían de Embaracilandia cinco días antes que otras y con menos intervenciones médicas (como inducción y episiotomías). El estudio también demostró que las mujeres que hacían ejercicio tenían una «fase activa» (o sea: la parte realmente dolorosa) del parto dos horas más corta.

En 1991, *The American Journal of Obstetrics and Gynecology* reportó que las mujeres que continuaron corriendo o realizando danza aeróbica durante el embarazo tenían labores de parto 30 % más cortas que las que no hacían ejercicio.

**Por órdenes de la doctora**
Piensa en la labor de parto como si fuera un maratón

«Como la energía que se gasta durante la labor de parto se asemeja a la de correr un maratón, mientras más fuertes sean tus músculos y mayor tu tolerancia, es más probable que logres llegar a la meta. La fase de pujar a veces toma tres horas, en especial si te ponen una anestesia epidural, así que te puedes imaginar lo difícil que es mantener tal intensidad. El ejercicio que practiques no tiene que ser intenso: el yoga prenatal y la caminata son dos formas excelentes de ejercicio que puedes iniciar incluso por primera vez cuando estás embarazada. El yoga te ayuda a prepararte física y mentalmente para el parto».

K. N.

## Día 161

### Cómo visualizar a tu bebé

Extiende totalmente tu mano, estudia la distancia desde la parte superior de tu pulgar hasta la base de tu palma. A las 17 semanas de embarazo, éste es el tamaño de tu bebé, más o menos de unos 13 cm, y pesa alrededor de 170 g. El cartílago de su esqueleto se está endureciendo para convertirse en hueso. La grasa se está empezando a formar bajo su piel. Los huesos de los oídos y las terminaciones nerviosas de su cerebro ya están, o pronto estarán, lo suficientemente desarrolladas como para que escuche tu voz y el latido de tu corazón. Así que puedes empezar a decirle: «Te quiero» y tal vez al escucharte levante las cejas, porque ya también las tiene.

### Lista de pendientes
#### Pon música cerca de tu creciente pancita

Ahora que el sentido del oído de tu bebé se está desarrollando, es momento de que empiece a conocer tu música favorita. A pesar de la falta de estudios que indiquen que la música haga alguna diferencia en el desarrollo del feto, no deja de ser divertido pensar que tu bebé puede escuchar la música que te gusta. Que no te convenzan de comprar música clásica si no eres fan. ¿Por qué ponerle a tu hijo ese tipo de música en tu útero si nunca más la escuchará en tu casa o en el coche?

### Toda la verdad y nada más que la verdad
#### ¿Es posible que sólo el vientre aumente de peso?

Si fuera posible, ¿crees que volverías a ver mujeres embarazadas con traseros grandes? Es difícil no aumentar de peso por todas partes cuando estás fabricando a otra persona. Trata de no obsesionarte si tu trasero crece: lo que sube vuelve a bajar (con el tiempo).

# Día 160

## En este momento
### Pronto vendrá tu ultrasonido

Ya casi está aquí, el momento que has estado esperando. ¡Finalmente verás a tu bebé! Y algunas mujeres incluso verán a sus dos bebés, porque ésa es la mayor sorpresa que puede darte un ultrasonido: la noticia de que vas a tener gemelos, triates o más. Si quieres averiguar el sexo de tu bebé, el ultrasonido probablemente te revelará estas esperadas noticias.

## Por órdenes de la doctora
### Deja a los hermanitos en casa

«Muchas madres se imaginan una maravillosa escena en la que están compartiendo la experiencia del ultrasonido con sus parejas y sus otros hijos mientras ven al bebé por primera vez. La mayor parte de las veces es una experiencia maravillosa, pero *pueden* presentarse algunas noticias inesperadas. Si hay alguna complicación que necesite resolverse, probablemente tengas que concentrarte en el doctor y no tener que preocuparte por tus otros hijos en ese momento».

K. N.

## Consejos desde las trincheras
### Las premoniciones a veces solamente son ansiedad

«Debido a una pérdida anterior, estaba muy nerviosa por mi ultrasonido. A pesar de que me habían hecho la prueba triple y había salido bien, y que el latido del corazón del bebé sonaba sano y fuerte, seguía con la inquietud de que algo estaba mal. Lo sentía como una premonición, estaba muy preocupada. No dejaba de pensar: "Espero que encuentren un bebé sano ahí dentro". Afortunadamente, ¡así fue! Así que en ocasiones esas ideas angustiantes solamente son preocupación y no premoniciones».

A.J., mamá de Catherine y Dixon

# Día 159

## Cómo prepararte mentalmente para tu ultrasonido

No es que tengamos la intención de desanimarte, pero el ultrasonido es un procedimiento médico. Afortunadamente, es uno de esos que no causa dolor y sólo sentirás un poco de sustancia pegajosa (el gel frío que te ponen en el vientre para que la sonda se pueda mover de adelante hacia atrás). Pero recuerda: sigue siendo un procedimiento médico.

Tal vez solamente quieras ver a tu bebé (*por fin*), pero el técnico o doctor que realice el ultrasonido querrá asegurarse de que toda la anatomía de tu bebé sea normal y sana. Hacen muchas mediciones —en silencio— que te pueden llegar a fastidiar. Presionarán botones y ajustarán aparatos como si estuvieran aterrizando un avión. No sientas pánico, solamente están revisando todo con mucho cuidado, y eso es bueno.

## Por órdenes de la doctora
### Lo que el ultrasonido realmente nos dice

«El ultrasonido nos muestra la anatomía de tu bebé. Nos permite ver las distintas estructuras en el cerebro y el corazón. También podemos evaluar el fluido alrededor del bebé para asegurarnos de que haya la cantidad adecuada. También se evaluará la posición de la placenta y su aspecto. En los embarazos de alto riesgo se hace una serie de ultrasonidos que permiten evaluar el crecimiento del bebé. Aunque el ultrasonido proporciona mucha información importante, debes comprender que no puede determinar de forma definitiva si hay una anormalidad cromosómica o de otro tipo que no sea detectable a simple vista».

K. N.

# Día 158

## Toda la verdad y nada más que la verdad
### ¿Qué es eso?

Durante el ultrasonido, no te avergüences si confundes la cabeza del bebé con las nalgas. No dudes en pedirle al técnico una explicación detallada de qué es lo que estás viendo y qué partes del cuerpo estás observando en las imágenes para que después se las puedas explicar a los demás.

## En este momento
### Ya tienes a un bebé muy activo a bordo

Cuando puedas descifrar lo que estás viendo en la pantalla del ultrasonido, te sorprenderás de cuánto movimiento ocurre sin que te des cuenta. Como el bebé es tan pequeño y hay mucho fluido, la mayoría de sus movimientos no se siente. Es un momento mágico ver el ballet acuático especial de tu bebé.

## Cómo presenciar el ultrasonido sin entrar en pánico

Prepárate: las imágenes de los ultrasonidos tal vez no sean lo que imaginabas. Tu bebé no parecerá bebé, parecerá una extraña criaturita con grandes ojos como lunas y cabeza de extraterrestre, o lo que es peor, como el Tío Lucas. El ultrasonido no es una indicación de cómo se verá el bebé cuando nazca. (A menos, por supuesto, que sea una imagen linda. Entonces sí cuenta).

# Día 157

## Consejos desde las trincheras
### Ultraasustada

«No esperes que tu técnico anuncie: "¡Qué bebé tan sano, es raro verlos tan bien formados!". Lo que probablemente escuches será: "No veo ninguna anormalidad" mientras tú estarás pensando: "¡Vaya, gracias!"».

Dana, mamá de Evan

## En este momento
### Querer y no querer saber el sexo del bebé

Si no quieres saber el sexo del bebé, entonces el sexo se verá claramente de inmediato y la persona que haga el ultrasonido se regocijará de ocultarte la información. Si quieres saber, entonces el bebé estará sentado con las piernas cruzadas. Pero aguanta, no te vayas: tómate un jugo frío o párate y muévete o apriétate el estómago o canta en voz alta. ¡Haz que ese bebé coopere!

## Toda la verdad y nada más que la verdad
### Tal vez tengas muchas ganas de ir al baño

Dependiendo de las fechas exactas en que te hagan el ultrasonido, puede ser que te pidan que tomes mucha agua antes. Mientras más tarde te lo hagan; por ejemplo, después de la semana 17, habrá mayor cantidad de líquido amniótico y esto servirá para que el bebé flote y no sea necesaria una vejiga llena.

Desafortunadamente, si es necesario que tengas la vejiga llena para poder ver bien al bebé, eso puede afectar negativamente toda la experiencia. Ahí está tu bebé en la pantalla y por supuesto te da mucha emoción, pero también estás pensando: «¡Me voy a hacer pipí aquí!».

# Día 156

## Lista de pendientes
### Juega el juego del sexo

No, no me refiero a ese juego. Éste es el juego inocente del «sexo del bebé» y es muy fácil y muy divertido. Si no estás segura de querer conocer el sexo del bebé, lleva un pedazo de papel y un sobre al ultrasonido. Pídele al técnico que escriba la respuesta en el papel, que lo meta al sobre y lo cierre. Entonces, haz una apuesta con tu pareja para ver quién puede resistir más tiempo antes de abrirlo.

## Consejos desde las trincheras
### Prepárate para que se molesten amigos y parientes

«Si decides, como nosotros, no revelar el sexo de tu bebé, repentinamente te volverás impopular entre la familia y los amigos. La gente intentará obligarte a que les digas o se sentirá ofendida de que no quieras compartir el secreto con ellos. Mi mamá estuvo molesta conmigo por semanas. ¿Mi consejo? Mantente firme; ya se les pasará cuando nazca el bebé. Siempre puedes decirles que no sabes el sexo para evitar problemas».

Anna, mamá de Katie

## Cómo evitar averiguar el sexo de tu bebé

Siempre que entres al consultorio o a la sala donde te harán el ultrasonido, pon un letrero con letras grandes que diga: «No quiero saber el sexo». Te sorprendería la cantidad de errores que comete el personal médico sin mala intención.

# Día 155

### Lista de pendientes
### Empieza tu primer álbum del bebé

Ahora ya tienes la primera foto del bebé. Si la vas a poner en el refrigerador, asegúrate de meterla antes en un plástico protector.

### Cómo tranquilizar a tu pareja

El ultrasonido es un momento especial para ti, pero para tu pareja, es un momento extraordinario en el cual tu embarazo adquiere un nuevo nivel de realidad. Tú vives en tu cuerpo, que se ha estado expandiendo, emite sustancias y te pica desde aquel día en que no llegó tu periodo. Pero para tu pareja, ver al bebé puede convertirse en una experiencia realmente impactante; tal vez reaccione con pánico total o con histeria dichosa. Dale permiso de sentir pánico y de caminar en círculos por varias horas.

### Toda la verdad y nada más que la verdad
### «¡Estaba segura de que era niño!».

Tener un niño sano es lo más importante en el mundo, y punto. Pero si vamos a ser honestas, algunas de nosotras tenemos que admitir que estábamos esperando una niña, o que presentíamos que tendríamos un niño. Pero, sorpresa, sorpresa, tal vez la realidad sea lo contrario a lo que esperabas. Date permiso de sorprenderte, decepcionarte, asustarte o simplemente sentirte insegura sobre cómo vas a criar a un niño cuando siempre te viste como madre de una niña, o viceversa. Y no te preocupes, todas tus dudas y decepciones saldrán volando por la ventana en cuanto pongas los ojos en tu recién nacido, sin importar el sexo.

## Día 154

### Cómo visualizar a tu bebé

Tu bebé mide unos 14 cm de largo, más o menos del tamaño de una papa grande, y pesa casi 200 g. Está muy ocupado haciendo su ejercicio aeróbico con patadas bastante impresionantes que sentirás en cualquier momento. Si tu bebé es niño, su pene y escroto ya están visibles; si es niña, su útero y trompas de Falopio ya están formadas. Sus cuerdas vocales ya están desarrolladas, pero sin aire no puede ponerlas a prueba.

### En este momento
¡Tú eres la fruta!

Tu útero es del tamaño de un melón grande y probablemente así lo sientas. Si colocas los dedos debajo de tu ombligo, puedes sentirlo sin lugar a dudas. Para este momento, tal vez hayas subido entre 4.5 y 6.4 kg. Espera subir un promedio de 450 g por semana.

### Lista de pendientes
Tómate un gran vaso de jugo de naranja frío

Ésta es una semana muy emocionante para las ciudadanas de Embaracilandia. Durante el primer embarazo, muchas mujeres sienten cómo se mueven sus bebés por primera vez alrededor de este momento. Si todavía no has sentido nada, tómate un vaso de jugo de naranja frío: se sabe que el frío y el azúcar hacen que los bebés empiecen a dar patadas. Entonces, recuéstate: dale oportunidad a tu corazón de tranquilizarse, respira hondo y relájate. ¿Sientes mariposas? ¿Burbujas de gas? Tal vez no estés nerviosa ni gaseosa, ¡esos movimientos y burbujeos podrían ser tu bebé que se está moviendo!

# Día 153

### ¡Alerta!, prepárate para esperar
### Nadie más puede sentir movimiento todavía

Cuando sientas que tu bebé se mueve, será un momento espectacular de tu embarazo. Desafortunadamente pasarán otras cuantas semanas antes de que tu pareja también pueda sentir el movimiento. Déjalo poner su mano en tu vientre de todas formas, por si acaso.

### Consejos desde las trincheras
### Sentí algo moverse

«En realidad no hay nada que se compare con sentir a tu bebé moverse por primera vez. Para mí, ése fue el momento en que mi *feto* se convirtió en mi *bebé*. Me di cuenta de que estábamos compartiendo nuestro propio mundo especial, y ese mundo era mi cuerpo».

Helene, mamá de Cory

### Toda la verdad y nada más que la verdad
### Ahora vas a querer más movimiento

Esperas y esperas para sentir que se mueva tu bebé. Entonces, de repente, ¡bam! sucede. Sientes un movimiento, una patada o algo. ¡Qué emoción! Y luego, nada por horas, incluso días. ¡Qué desencanto!

Atormentarte porque tu bebé no se mueve lo suficiente no te convierte en una persona negativa. Todas las residentes de Embaracilandia experimentan esto. Pero ten la certeza de que conforme tu bebé crezca irás reconociendo sus ciclos de sueño y vigilia. Para cuando estés en tu tercer trimestre, habrá días en que te sentirás como si tuvieras un frijol saltarín dentro y te agotará tanto movimiento. Por ahora, sentir sus movimientos depende mucho de la suerte.

# Día 152

**En este momento**
**Te estás convirtiendo en figura pública**

Conforme vaya creciendo tu vientre, te irás convirtiendo cada vez más en una figura pública. Tal vez todavía te encante la atención adicional, y puede ser que la disfrutes al menos hasta el final de tu tercer trimestre, cuando ya le gruñirás a quien ose verte siquiera; o tal vez no te guste la atención adicional. Si éste es el caso, necesitas prepararte porque a todos les encantan las mujeres embarazadas. Pero que te consuele saber que, cuando llegue el bebé, nadie volteará a verte más; así que disfruta la atención por el momento.

**Consejos desde las trincheras**
**La gente dice cosas tontas, desconsideradas y locas**

«Cuando aún estaba al principio de mi segundo trimestre, me encontraba en una reunión y una mujer me contó la historia de una conocida suya que tuvo una mala experiencia en el segundo trimestre. No repetiré la historia, porque entonces yo me convertiría en la persona que te cuenta algo horrible. Solamente te diré que todo salió bien para esa embarazada al final. La mamá y el bebé estuvieron bien. Pero ¿en qué diablos estaba pensando esa mujer?».

Lucy, mamá de Anabelle y Christina

**Toda la verdad y nada más que la verdad**
**Puedes decir: «¡No quiero escuchar eso!».**

Tienes todo el derecho a negarte a escuchar historias horribles, en especial las que tengan que ver con mujeres embarazadas, bebés y perros. Prepárate: te convertirás en un imán para esas historias. Ten una respuesta con anticipación, interrumpe a tu interlocutor y dile: «Disculpa, pero prefiero no seguir escuchando. Seguro entiendes por qué ese tipo de cosas me parecen inquietantes». Trata de decirlo sin llamar idiota a la persona, si puedes.

# Día 151

**Lista de no pendientes**
Los peores programas de televisión que puedes ver si estás embarazada

*La ley y el orden* **y todas sus derivadas (en especial** *Unidad de Víctimas Especiales***).**

**csi y todas sus derivadas.** De hecho, procura evitar todos los programas sobre delitos.

**Todos los canales de noticias.** Si las noticias malas no te provocan náuseas, el «cintillo» de noticias de la parte inferior de la pantalla definitivamente lo hará.

*Oprah.* Los programas de celebridades son divertidos y no representan riesgos. Pero sáltate los episodios emocionalmente densos sobre historias de supervivencia, milagros médicos y hambruna mundial.

*Judging Amy.* Todo trata sobre niños que les va mal: al principio con sus padres y después con el sistema judicial.

*The Baby Show.* Al menos por ahora. Las mujeres de este programa están listas para dar a luz. Tú todavía estás recuperándote de la emoción del ultrasonido.

**mtv.** ¿Para qué preocuparte por tu bebé cuando llegue a la adolescencia si todavía faltan trece años?

*Realities.* Demasiados *realities* no son buenos para las ciudadanas de Embaracilandia, en especial si tienen que ver con comer insectos.

# Día 150

**Cómo pensar en nombres que nadie haya pensado**

Ahora que sabes el sexo de tu bebé, el juego de los nombres adquiere mayor relevancia y urgencia y se convierte en un pasatiempo constante en Embaracilandia. Realmente quieres encontrar el nombre perfecto para tu bebé. Algunos padres quieren ser originales, pero gracias a las telenovelas, pensar un nombre original es difícil, aunque ciertamente no imposible. Aquí te presentamos algunas ideas que tal vez no has considerado todavía:

**Condimentos y especias:** A-1, Dijon, Soya, Cayena, Laurel, Estragón, Comino.

**Automóviles:** Durango, Dodge, Honda, Toyota, Mercedes.

**Marcas famosas:** Tab, Pentium, Dell, Hewlett.

**Meses poco usados:** Enero, Marzo, Noviembre, Septiembre, Octubre.

**Características de personalidad y talentos:** Agraciada, Ganador, Bailarina, Arquero.

**Geografía:** Bahama, Francia, India, Perú, Jamaica.

**Lista de pendientes**
Haz la prueba del apodo

Antes de tomar la decisión final sobre el nombre de tu bebé, necesitas hacer la prueba del apodo. Por ejemplo: ¿cuáles apodos podrían ponerle a un niño que se llame Próculo? ¿O a una niña que se llame Penélope o Virginia?

**En este momento**
Guarda el nombre de tu bebé en la caja fuerte

Cuando decidan el nombre, no se lo digan a nadie. Éstas son las razones:

- Alguien tendrá algo malo que decir, como que así se llamaba el niño que lo molestaba en la escuela, o que la niña más coqueta de la secundaria tenía ese nombre.
- Alguien puede decir: «Pero ése es el nombre que yo pienso usar».
- Es divertido guardar algunos secretos.

# Día 149

**Cómo pensar dos nombres**

Si vas a tener gemelos, tal vez sea todavía más complicado pensar dos nombres perfectos. Te damos tres ideas:

**Usa anagramas:** los nombres Amy y May usan exactamente las mismas letras en diferente orden. También Christina y Christian.

**Nombre distinto, mismo significado:** consigue un libro de significados. Tal vez encuentres dos nombres que signifiquen lo mismo en dos idiomas diferentes. Por ejemplo, Eva y Zoe, ambas significan «vida» (en hebreo y griego respectivamente).

**Cambia el orden de los nombres:** puedes tener un Pablo Tomás y un Tomás Pablo.

**Lista de pendientes**

Busca en línea

En los Estados Unidos, la Administración del Seguro Social proporciona la lista «oficial» de los nombres más populares para niños: Jacob, Michael y Joshua, y para niñas: Emily, Emma, Madison. (Hay otros sitios que también muestran los nombres populares según los más usados actualmente). Además, puedes encontrar si el nombre que estás considerando ha disminuido en popularidad a través de los años, los nombres más populares de la zona donde vives y los nombres más populares en otros siglos.

# Día 148

**En este momento**

## Mantén la civilidad en el juego de los nombres

Todos conocemos a algunas parejas que pelean por semanas debido al nombre del bebé. Si les está costando trabajo este juego de los nombres, aquí les presento unas reglas de juego justo:

1. Si ya está establecido que si es un niño deberá portar el nombre de tu esposo (esperemos que el nombre no sea demasiado ñoño), automáticamente tú te merecerás elegir el nombre si es que tienen una niña.

2. Si tu pareja elige un nombre ñoño o el mismo que tu espeluznante primer compañero de habitación en la universidad, intenta hacer un acuerdo con el sobrenombre. Por ejemplo, Bartolomeo fácilmente se podría convertir en Tom o Max, ¿o no?

3. Los nombres de celebridades son adecuados para empezar con el juego de los nombres siempre y cuando ninguno de ustedes tenga una fantasía sexual con esa persona. Pero evita los nombres que las celebridades les han dado a sus propios hijos, pues te cansarás de escuchar: «¿Le pusiste Apple como la niña de Gwyneth Paltrow?».

4. No se vale decir que soñaste que te decían cuál debía ser el nombre del bebé a menos que realmente lo hayas soñado.

5. Sobre todo, sean maduros y recuerden: las tijeras cortan el papel, la piedra rompe las tijeras y el papel envuelve la roca.

## Día 147

**¡Alerta!, prepárate para esperar**
¡A medio camino!

¡Wow, ya casi llegas! La próxima semana marcará la mitad del embarazo, un momento importante. Ahora sí ya se te nota claramente, pero aún no estás demasiado panzona. Empieza a planear una manera divertida para celebrar la mitad del recorrido con tu pareja. Pueden hacer algo que no podrán hacer con frecuencia cuando llegue el bebé, como sentarse a comer.

**Cómo visualizar a tu bebé**

Tu bebé pesa unos 226 g y mide aproximadamente 15 cm de largo, más o menos del largo de una rebanada de sandía. Su pequeño cerebro está desarrollando millones de neuronas motoras. Cuando nazca, el cerebro continuará con su rápido y drástico desarrollo, sólo que ya no en este nivel microscópico. Tu hijo pasa unas seis horas al día despierto y aproximadamente dieciocho horas dormido. Esto será (si tienes suerte) el mismo horario que tendrá como recién nacido.

**Toda la verdad y nada más que la verdad**
Dolores de crecimiento (literalmente)

Cuando te enteraste que estabas embarazada, probablemente pensaste en el inmenso dolor del parto. Ese momento de gritar: «¡Amor, creo que ya es hora!». Lo que no te imaginaste fue cuántos dolores y molestias *normales* (esa fastidiosa palabra del embarazo otra vez) tendrías.

Si piensas en lo frágiles que están tus articulaciones o en lo estirado que está tu útero, te darás cuenta de todo el trabajo que tu cuerpo está realizando para que las cosas avancen. Aunados a este trabajo sentirás algunos dolores en el abdomen, entrepierna y espalda. Y conforme vaya creciendo tu vientre, tal vez te des cuenta de que empiezas a tener también dolores en las piernas.

# Día 146

## Por órdenes de la doctora
### Aliviar el dolor del ligamento redondo

«Tal vez notes un dolor repentino e intenso en uno o ambos costados. No es nada por lo cual debas alarmarte, se llama: *dolor del ligamento redondo*. A veces puede ser bastante intenso y te sorprenderá al doblarte o girar demasiado rápido. Los ligamentos redondos van del útero a la pared interna de tu abdomen (en tu entrepierna). Estos ligamentos pueden tener espasmos que causan dolores intensos y repentinos. Si te sucede, respira profundamente y muévete con lentitud y con cuidado hasta que se calmen, por lo general en unos cuantos minutos».

K. N.

## Toda la verdad y nada más que la verdad
### El dolor de espalda no tardará en llegar

Quizá creas que el dolor de espalda no iniciaría hasta tu tercer trimestre, cuando ya hubieras subido más de peso. Desafortunadamente, el dolor de espalda por lo general se presenta desde el segundo trimestre. Aunque tu vientre no ha crecido mucho, tu pelvis está en una misión expansiva. Los ligamentos que soportan tu abdomen se vuelven más flexibles y las articulaciones de tus huesos pélvicos se suavizan, y el resultado es: el dolor de espalda.

## Consejos desde las trincheras
### Intenta el yoga

«Nunca había intentado el yoga, pero como me habían contado mucho sobre los beneficios que el yoga tenía para las mujeres embarazadas, me compré un video prenatal (para poder hacer el ridículo en privado), y fue maravilloso. Veinte minutos al día aliviaron mi dolor de espalda. Más tarde me inscribí a una clase prenatal: es una manera excelente de conocer a otras madres embarazadas en el lugar donde vives».

Beth, mamá de Scott

# Día 145

## Por órdenes de la doctora
### Lidiar con el dolor de espalda

«Los estiramientos suaves, los baños tibios mas no calientes y un masaje de tu pareja pueden ayudarte a aliviar los dolores y molestias del día. Algunas mujeres sufren de la ciática, condición que recibe ese nombre por el nervio que viaja de cada glúteo hacia las piernas. Tal vez experimentes un dolor intenso y radiante, de moderado a severo, que baja por la pierna. Sentarte puede agravarlo. El hielo es de gran ayuda o puedes intentar dar un masaje en el área de las nalgas con una pelota de tenis. Si tu pareja no está, puedes acostarte bocarriba en el piso con la pelota debajo de ti del lado que te molesta. Lentamente haz rodar la pelota con movimientos profundos y busca el sitio que te da más alivio. La mayor parte del tiempo la ciática mejora en el tercer trimestre, pero si no es así, o si es realmente severa, pide que te recomienden a un terapeuta físico».

K. N.

## Lista de pendientes
### Humecta como loca

Conforme te vas estirando, empiezas a sentir comezón en la piel. Por eso las mujeres en su tercer trimestre no dejan de frotarse el vientre. Para ese momento, tal vez ya se rasquen inconscientemente, o bien ya no les importa si alguien las está viendo. Necesitarás una crema espesa para cubrir tu vientre varias veces al día.

## Consejos desde las trincheras
### Intenta unos aceites aromáticos

«En la noche mi esposo me ponía aceite en el vientre. Nos hacía sentir cercanos cuando estaba demasiado incómoda para tener sexo; también ayudaba con la comezón».

Nadine, mamá de Kalia

# Día 144

### Lista de pendientes
### Establece la regla de no compartir la comida

Uno de los beneficios de estar en tu segundo trimestre es que se termina eso de compartir tu comida, no importa qué tan culpable te quieran hacer sentir los demás. Estás exenta incluso de compartir bocados o probaditas. De ahora en adelante, cuando pidas un postre, especifica: «Un tenedor y una pistola paralizadora, por favor».

### Consejos desde las trincheras
### La dicha de comer

«Mi amiga y yo salimos a comer. Ella apenas estaba iniciando su tercer trimestre y yo acababa de empezar mi segundo y finalmente podía volver a comer. Cuando llegó el mesero por segunda vez para ver si ya habíamos terminado, le señalé las decoraciones del platillo y el pepinillo y le dije: "Cuando eso ya no esté, puede traer la charola de postres"».

Laurie, mamá de Anthony Jr.

### Por órdenes de la doctora
### No evites las grasas sanas

«En nuestra cultura, estamos condicionados a evitar las grasas. Como mencioné anteriormente, las grasas sanas son importantes para el desarrollo normal del cerebro de tu bebé. Intenta incluir alimentos como almendras, nueces, aguacates y salmón con moderación a tu dieta. Las grasas de estos alimentos no sólo son buenas para ti, sino que también te ayudarán a sentirte satisfecha por más tiempo».

K. N.

### En este momento
### Tal vez tengas antojo de chocolate

El número de diciembre de 1992 de *Appetite* decía algo que probablemente ya sepas: «Por lo general a las mujeres se les antojan los dulces el segundo trimestre más que en cualquier otro momento del embarazo».

# Día 143

### Lista de pendientes
### Consigue un poco de chocolate de calidad

Date el gusto y satisface ese antojo de chocolate. El reconocido autor, el doctor Andrew Weil, recomienda que optes por un buen chocolate amargo con al menos 70 % de cacao en vez de los M&M's. Puedes encontrar este tipo de chocolate en tiendas naturistas o especializadas en chocolate. Este tipo de chocolate sigue teniendo azúcar, pero es mejor para ti e incluye los mismos antioxidantes que tienen el vino tinto y el té verde. Además, contiene grasas que no aumentan los niveles de colesterol.

### En este momento
### Es posible que tu bebé también se beneficie con el chocolate

En Finlandia, un grupo de investigadores les solicitó a trescientas mujeres embarazadas que registraran sus niveles de estrés y su consumo de chocolate. Después del nacimiento, les dieron seguimiento a estos niños. Los resultados de este estudio se publicaron en el número de abril de 2004 de *New Scientist* y demostraron que a los seis meses de edad, los bebés de las mujeres que comieron chocolate durante el embarazo sonreían y se reían con más frecuencia. Los investigadores especularon que los efectos positivos podrían provenir de los químicos del chocolate. Hmmm... Si quieres poner esta teoría a prueba sólo recuerda la cafeína adicional.

### Por órdenes de la doctora
### Consume alimentos reales

«Tal vez te tiente comer alimentos bajos en grasa o bajos en carbohidratos para evitar unos cuantos kilos. La verdad es que necesitas carbohidratos y la mayoría de los sustitutos de azúcar tiene sustancias químicas que no son sanas. No conocemos aún los efectos a largo plazo de estos sustitutos. Excepto por las calorías vacías, el azúcar es perfecta para tu té».

K. N.

# Día 142

## En este momento
### ¿Qué deberías estar comiendo?

Bueno, aceptemos que no puedes comer chocolate (o papas a la francesa o pizza o donas) todos los días. Pero ¿qué *sí* debes comer? Según el Colegio Norteamericano de Obstetras y Ginecólogos, una mujer embarazada necesita:

* Tres o más porciones de proteínas (carne magra, huevo, frijoles).
* Nueve o más porciones de granos enteros, como pan y cereal.
* Siete o más porciones de frutas y verduras.
* Tres o más porciones de leche y productos lácteos, como yogurt.

Aunque tal vez te parezca mucha comida (en especial esas nueve porciones o más de granos enteros), considera que el tamaño de las porciones probablemente es menor de lo que crees. Seis galletas saladas o una rebanada de pan de grano entero constituyen una porción.

## Por órdenes de la doctora
### Aumenta tu consumo de proteínas

«Necesitas entre 70 y 75 g de proteínas al día, lo cual es más sencillo de lograr de lo que crees. Si comes tres porciones de proteínas magras y al menos cuatro porciones de leche o productos lácteos, ya llevarás dos terceras partes de las proteínas necesarias. El resto se puede conseguir si consumes refrigerios como almendras, nueces o pepitas de calabaza que son ricas en proteínas. Además puedes incluir un poco más de huevo, por ejemplo, pan francés en vez de pan tostado. Agrega un huevo adicional a la masa para hotcakes. Agrega un huevo duro picado a tu ensalada y, de paso, también unos frijoles».

K. N.

# Día 141

## Lista de pendientes
### Prepárate un licuado

¿Cansada de masticar todo el día? ¡Los licuados al rescate! Son muy sabrosos y además son una excelente manera de introducir fibra, calcio y proteínas adicionales a tu dieta sin que te des cuenta. Mezcla en la licuadora:

½ taza (118 ml) de moras azules frescas o congeladas.

½ taza (118 ml) de yogurt de vainilla bajo en grasa.

½ taza (118 ml) de leche baja en grasa.

Opcional: 1 cucharada (14 ml) de semilla de linaza molida para fibra y proteína adicional.

## Toda la verdad y nada más que la verdad
### ¿Está permitido suplementar?

Tu principal fuente de proteínas siempre deberá provenir de la comida, pero pregúntale a tu médico si está bien que aumentes tu insumo de proteínas con un suplemento de buena calidad en tu licuado de la mañana. No comas barras de proteínas, suelen tener toneladas de azúcar. Busca un buen suplemento de proteínas en polvo que tenga sólo proteínas, sin azúcar (o con muy poca) y sin ningún otro ingrediente.

## En este momento
### ¿Es seguro comer pescado?

En tu misión por consumir más proteínas, es posible que te estés preguntando acerca de los riesgos del pescado. En marzo de 2004, la Administración de Alimentos y Fármacos de Estados Unidos recomendó que las mujeres embarazadas evitaran consumir tiburón, pez espada, blanquillo y caballa debido a los altos niveles de mercurio (que es malo para el bebé). Cinco alimentos marinos bajos en mercurio son: los camarones, el atún «light» en lata, el salmón, el abadejo y el bagre. Recuerda que el atún blanco enlatado tiene más mercurio que el atún light en lata y se recomienda no comer más de una porción por semana si estás embarazada.

## Día 140

### Cómo celebrar que llegaste a la mitad del camino

Tu cuenta regresiva ya va a la mitad. Sólo te faltan otras veinte semanas. ¿Recuerdas cómo corrió victorioso el futuro papá alrededor de la mesa? Ahora es tu turno de hacerlo: corre a tu tienda favorita y cómprate un atuendo de maternidad a la moda (léase: caro). Te lo has ganado.

### En este momento
### El bebé está listo para que lo midan de la cabeza a los pies

Ahora que tu bebé está más grande, ya pesa unos 255 g o más y está desenrollando las piernas; ya se puede medir hasta los pies. En este momento, mide 25 cm de largo de los pies a la cabeza. Está desarrollando células nerviosas sensoriales en áreas específicas de su cerebro.

### Por órdenes de la doctora
### Medición del progreso

«En este periodo, el ritmo de crecimiento de tu útero se hará más regular y tu doctor o partera lo medirá para evaluar el progreso de tu embarazo; la medición será desde la sínfisis púbica (hueso púbico) hasta la parte superior del útero (fondo). Esta distancia se mide en centímetros y debe ser igual al número de semanas que tienes de embarazo, más 2 cm o menos 2 cm. Esto no es una ciencia exacta, pero sirve para dar seguimiento al crecimiento de tu bebé. Si las medidas están fuera de los parámetros esperados en dos visitas, no entres en pánico, tu médico ordenará un ultrasonido y verá si en realidad hay alguna discrepancia».

K. N.

# Día 139

**Lista de pendientes**
## Toma la decisión crítica respecto a tu ropa interior

¿Por arriba o por debajo? Ahora que tu vientre está más grande y tu trasero y caderas también, es más que evidente que tus días con ropa interior normal o una talla más grande están por terminar. Es el momento de tomar una de las decisiones más difíciles del embarazo: si utilizarás la ropa interior de maternidad por arriba o por debajo de lo que solía ser tu cintura.

**Ventajas de usarla sobre el vientre:** comodidad, comodidad, comodidad. Conforme vaya creciendo tu abdomen, la ropa interior de maternidad que lo cubre —que sigue llevando el ridículo nombre de «bikini»— es algo que da miedo. Pero, por otro lado, ¿quién te va a ver? Tu pareja ya de por sí te tiene miedo y tu doctor o partera lo han visto todo, así que tal vez quieras resignarte y dar el paso hacia la comodidad de la cobertura completa con entrepierna ancha.

**Ventajas de usarla por debajo:** comodidad, apariencia más sexy y la posibilidad de mostrar tu pancita sin enseñar la ropa interior. Si antes del embarazo te parecía cómoda la ropa interior a la cadera, como a muchas, probablemente te quedarás con la ropa que va por «debajo». Tal vez sigas entrando en tu ropa de antes del embarazo. A la larga, de todas formas, conforme vaya creciendo tu bebé y tus caderas por igual, necesitarás ropa interior de maternidad que vaya por debajo del vientre. Estas prendas tienen una banda de licra para dar soporte a tu panza por debajo.

Si ya tienes un hijo, dejar de usar ropa interior sexy no será ningún problema porque probablemente la dejaste de usar hace años. Pero si éste es tu primer hijo, tal vez no estés lista para dejar de usar tu ropa linda y tus pantalones de mezclilla a la cadera. Y si te sientes cómoda, ¿por qué habrías de dejarlos? Lo que te haga sentir mejor será la mejor decisión.

# Día 138

## En este momento
### No puedes renunciar a tus tangas (todavía)

Hay dos tipos de mujeres en el mundo: las que pasan la vida intentando *sacarse* la ropa interior del trasero y las que juran que es más cómodo traerla ahí *dentro*.

Si tú eres de la segunda categoría, te alegrará mucho saber que existen las tangas de maternidad. Aunque tal vez las palabras *tanga* y *maternidad* sean dos vocablos que nunca esperarías encontrar en la misma oración, algunas embarazadas juran que son muy cómodas y que les permiten sentirse como diosas (aunque las tangas parecen resorteras para lanzar un animal por los aires).

Incluso puedes comprar tangas para que te cubran la parte delantera del vientre, aunque probablemente no te veas tan sexy con ellas.

## Por órdenes de la doctora
### Cuidado con las infecciones de vías urinarias

«Algunos estudios han demostrado que las tangas pueden aumentar el riesgo de vaginosis bacteriana e infecciones de vías urinarias. Durante el embarazo, ambos tipos de infecciones pueden tener consecuencias indeseables. Habiendo dicho esto, si no has tenido estos problemas, no tienes que dejar de usarlas si no quieres. A algunas de mis pacientes les parecen más cómodas. ¡Lo importante es sentirse bien ahí abajo!».

K. N.

## Consejos desde las trincheras
### Sabes que tu vida cambiará

«Mi esposo realmente entendió que nuestras vidas cambiarían cuando regresé a casa después de mis primeras compras en Motherhood y mi ropa interior era más grande que la suya».

Marianne, mamá de Patrick y Andrew

# Día 137

## Toda la verdad y nada más que la verdad
### «A la moda» equivale a «costoso»

Cuando vayas a comprar ropa de maternidad, rápidamente descubrirás que la ropa *a la moda* es siempre *costosa*. Las tiendas especializadas tienen ropa bonita, pero es cara. La buena noticia (y esto les duele mucho a las mamás que estuvieron embarazadas hace años) es que muchas tiendas departamentales y de descuento ahora venden ropa de maternidad a la moda y barata. Así que busca en las tiendas. Éste no es el momento para ponerse exigente.

## Lista de pendientes
### ¿Vas a nadar? Busca entre la ropa de segunda mano

Y tú que pensabas que comprar un traje de baño cuando no estabas embarazada era difícil...

Si vas a estar embarazada durante el verano, vas a necesitar un traje de baño decente, y encontrar uno puede ser una pesadilla. Seguro el único que te gustará va a ser el tankini rosa que cuesta un ojo de la cara. Qué mal.

Aunque en tu vida normal *jamás* comprarías un traje de baño usado, en este momento *no* eres normal y te estás yendo a la quiebra con la ropa de maternidad. Trágate tu orgullo y ve a las tiendas de segunda mano o incluso a ventas de garaje. Piénsalo de esta manera: después del parto no te quedará nada de orgullo así que, ¿por qué no acostumbrarte de una vez?

## Consejos desde las trincheras
### ¿Belleza nadadora? ¡No!

«Hablando de trajes de baño, los que tienen puntos de colores y diseños llamativos te hacen parecer un huevo de Pascua con cabello y piernas. Hasta que alguien invente el impermeable de cuerpo completo de maternidad para ir a nadar, mejor compra el negro».

Kate, mamá de Julia y Ellie

# Día 136

## Toda la verdad y nada más que la verdad
### ¿Deberías mostrar tu vientre o no?

Si lees las revistas de celebridades, verás muchas pancitas sin cobertura. Pero debes saber que esta moda inició después de que Jennifer Aniston interpretó una mujer embarazada en el programa de televisión de *Friends*. Por lo tanto, la moda del ombligo al aire empezó con una pancita *falsa*. Hoy sigue estando de moda entre las celebridades, pero esta gente tiene entrenadores personales, alguien que les hace las compras, chefs y mucho dinero. ¡Piénsalo! ¿Has visto a una mujer embarazada real que exponga su vientre, incluso en la playa? ¿Quieres ser la primera?

Por otro lado, ésta es tu única oportunidad de dejar tu pancita al aire y ser considerada atractiva, sexy y, lo más importante, *no gorda*. Así que si te animas, inténtalo.

## En este momento
### Tu fondo se siente enorme

Hablando de pancitas, para este momento la parte superior de tu útero está al nivel del ombligo. Probablemente hayas subido entre 4.5 y 6.8 kg. Continuarás subiendo un promedio de 450 g por semana.

## Lista de pendientes
### Compra una blusa sexy y que sea favorecedora

Tienes que tener una o dos (bueno, diez) blusas de maternidad realmente coloridas, divertidas, a la moda y escotadas para presumir en tu segundo trimestre, en especial si nunca antes tuviste senos y ahora ya los tienes.

# Día 135

## En este momento
### Tal vez necesites ropa más formal

Vestirse más formal para salir una noche puede convertirse en una pesadilla de indecisión, incluso si no estás embarazada. Cuando sí lo estás, puedes hacer lo siguiente: compra o pide prestado un vestido de maternidad sencillo y negro que llegue justo sobre tus rodillas. Si tienes los brazos indicados, que sea sin mangas. De esa manera, tus brazos y piernas desnudos (o con medias negras) serán una distracción del aspecto de «bola de boliche» que tienen muchas mujeres embarazadas. Simplemente usa accesorios como un collar llamativo o una mascada de seda y estarás lista para salir. Puedes usar este vestido en el trabajo (con una blusa o chamarra) para que rinda más tu presupuesto de vestuario.

## Cómo hacer un *snookie brookie*

Ahora que ya tienes tu atuendo hermoso de maternidad, es hora de salir de fiesta. Pero ¿qué puedes beber ahora que no puedes tomar alcohol? Ya olvídate del ginger ale y de la cerveza sin alcohol. Intenta un «coctel virgen» como el *snookie brookie* (1 bola de helado de vainilla, 90 ml de jugo de naranja y 90 ml de agua mineral; bate hasta que quede suave).

# Día 134

### Consejos desde las trincheras
### La última noche que dormí bien

«Tienes que ir al baño, te dan calambres, despiertas para comer algo, el bebé se mueve. La falta de sueño empieza muy pronto en el embarazo. Debe ser la manera en que la naturaleza te prepara para el sueño interrumpido que tendrás cuando llegue el bebé. Para mí, las siestas fueron igual de importantes en el segundo y tercer trimestre que en el primero, así que no dejes pasar la oportunidad de un sueñito».

Diane, mamá de Robin y Ebon

### Toda la verdad y nada más que la verdad
### No hay un «lado bueno» para dormir

Tal vez hayas leído que sólo debes dormir del lado izquierdo. Es cierto que dormir del lado izquierdo optimizará tu circulación y flujo sanguíneo, pero no debes dormir de ese lado solamente porque estás intentando hacer lo mejor para tu bebé. Relájate y acuéstate del lado que estés más cómoda.

### Por órdenes de la doctora
### Identifica los ciclos de sueño y vigilia de tu bebé

«Para este momento tal vez ya estés consciente de los patrones que tienen los movimientos de tu bebé. Incluso en esta etapa, los bebés tienen sus propios ciclos de sueño y vigilia. Típicamente notarás que no se mueve por treinta minutos o una hora y luego, de repente, se pone a patear mucho. Desafortunadamente, es probable que a tu bebé le guste dormir cuando tú estás despierta y, en cuanto te acuestes, empiece su rutina de gimnasia».

K. N.

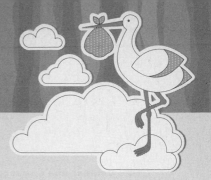

## Día 133

### Lista de pendientes

#### Un plátano grande

Sí, lo adivinaste, es la longitud de tu bebé en este momento. Mide unos 18 cm de la coronilla a las nalgas, más o menos de la misma longitud que un plátano, y ya pesa unos 297 g. A lo largo de las siguientes semanas empezará a adquirir su muy necesaria grasa de bebé. Su lengua, que por supuesto jamás te sacará cuando crezca, ya está completamente formada.

### Cómo ponerte de pie sin marearte

Tal vez te sientas mareada o la cabeza te dé vueltas al pararte o recostarte; esto se debe a que tu sistema cardiovascular está cambiando para ajustarse a tu bebé. Tu presión sanguínea alcanza sus niveles más bajos en el segundo trimestre. Si te sientes mareada, permanece inmóvil un momento y deja que pase. Si no se te pasa, entonces siéntate y coloca la cabeza entre las rodillas.

### En este momento
#### Probablemente ya hayas sentido una contracción de Braxton Hicks

Las contracciones de Braxton Hicks por lo general empiezan en estas fechas; se llaman así por el doctor inglés que las describió por primera vez en 1872. Antes de eso se llamaban: «esa sensación de dureza del vientre que te hace soltar el azadón o dejar de batir la mantequilla». Las contracciones de Braxton Hicks son inofensivas pero pueden ser incómodas; cada una puede durar varios minutos.

# Día 132

### Cómo detener una contracción de Braxton Hicks

Ésta es una de las diferencias primordiales entre una contracción de Braxton Hicks y una real: las reales no se pueden detener. Las de Braxton Hicks, por otro lado, se detienen solas o frecuentemente puedes hacer que desaparezcan cambiando de actividad, respirando profundamente o tomando mucha agua.

### Por órdenes de la doctora
### Identifica el momento de pedir ayuda

«Las contracciones de Braxton Hicks pueden ser incómodas, pero no dilatan el cuello uterino. No son dolorosas, pero la sensación puede ser intensa. Si éste es tu primer embarazo y no identificas la diferencia, asegúrate de que no sean contracciones que se intensifican y aumentan en frecuencia. Esto podría ser una señal de labor de parto prematuro y debes llamar al médico».

K.N.

### Toda la verdad y nada más que la verdad
### Nada se parece a la realidad

Leerás que las contracciones de Braxton Hicks pueden ser tan dolorosas como las verdaderas. Hay quien las llama contracciones de «práctica», pero, como pronto te darás cuenta, eso es equivalente a decir que jugar beisbol en la primaria cuenta como «práctica» para competir en la Serie Mundial.

# Día 131

## Lista de pendientes
### Inscríbete ya en unas clases de preparación para el parto

Hablando de contracciones, es el momento de buscar unas clases de preparación para el parto y apuntarte para tu tercer trimestre. Es posible que haya una lista de espera o un cupo límite. Tu doctor o partera te pueden recomendar algún buen lugar; además, muchos hospitales también ofrecen estos cursos. Las clases se dan en dos o tres sesiones o en una sesión de todo el día. ¿Te estás preguntando cómo vas a saber cuándo realmente estarás en labor de parto? En estas clases te darán la información, técnicas de respiración y relajación, asesoría sobre los medicamentos para el dolor y mucho más.

## Cómo averiguar sobre clases de preparación para el parto natural

El parto natural es en el que no se proporciona medicamentos para el dolor y en donde hay una mínima intervención médica. Tu doctor o partera por lo general pueden recomendarte alguna clase. Existen varios tipos de cursos; uno de los más populares es el de Lamaze, que se centra en enseñarte técnicas de relajación y práctica intensa para condicionar tu respuesta al dolor. (Las actrices de programas de televisión suelen inspirarse en esta técnica de reparaciones y jadeos). Para tu sorpresa, el enfoque de Lamaze no es de línea dura en lo que respecta al uso de analgésicos, sino que hace énfasis en que tomes una decisión informada. Busca en línea sobre este tipo de cursos.

## Por órdenes de la doctora
### Necesitarás algo de ayuda

«Sin importar cuál sea tu decisión para el manejo del dolor, ni cuál sea tu filosofía del parto, necesitarás algunas herramientas, ya sea medicamentos o técnicas de relajación, para ayudarte a lidiar con la parte inicial y más difícil del parto. Empieza a educarte y a prepararte pronto».

K. N.

# Día 130

## Consejos desde las trincheras
### No te pierdas de la visita al hospital

«Saber por dónde era la entrada y a qué lugar ir y conocer las habitaciones y todo el equipo con anticipación realmente me ayudó a sentirme más preparada y menos nerviosa para el momento en que de verdad tuve que ir al hospital».

Dara, mamá de Evan

## En este momento
### Tal vez sientas la tentación de no tomar la clase

Con todos los libros, revistas y sitios de internet dedicados al embarazo, tal vez estés tentada a no asistir a las clases de preparación para el parto. Pero la verdad es que ni siquiera un buen video puede lograr lo mismo que las clases. Lo más importante de ir en persona es que tendrás la oportunidad de hacer preguntas y visitar el hospital (si es que las tomarás ahí). Muchas veces, las que imparten las clases son enfermeras de ginecología y obstetricia o parteras que tienen mucha información para compartirte, y que tú no quisieras perderte de todo eso. Existe otra ventaja de asistir: te da la oportunidad de conocer otras parejas embarazadas del lugar en donde vives.

## Lista de pendientes
### Considera tomar también una clase de lactancia

Mientras estés en el proceso de buscar una clase de preparación para el parto, considera también tomar una de lactancia. Incluso si no sabes si amamantarás o no a tu bebé, mientras más aprendas al respecto, mejor preparada estarás para tomar una decisión informada sobre lo que te conviene. De esta manera te sentirás más cómoda con la decisión que tomes.

# Día 129

## En este momento
### Tu bebé ya se está preparando para hacer popó

Tu bebé ya está produciendo *meconio*, o en otras palabras, esa sustancia negra y terrorífica que aparecerá en sus primeros pañales. Este material pegajoso está formado por una combinación de secreciones digestivas y líquido amniótico. Algunos bebés lo expulsan durante la labor de parto dentro del útero, lo cual, por supuesto, nunca sucede con los bebés inmaculados que salen en la televisión. Aunque no lo creas, en 129 días, la popó se volverá uno de tus temas favoritos. (Oh, sí, claro que sí).

## Toda la verdad y nada más que la verdad
### Un verdadero fastidio

El estreñimiento es un fastidio durante el embarazo. Gracias a la progesterona (que hace más lenta la digestión) y a tu creciente útero (que te comprime el intestino), ir al baño de manera regular puede convertirse en un reto.

Para que las cosas se movilicen necesitas beber tanta agua como puedas sin reventar (al menos diez vasos de agua al día), también ayuda mucho caminar todos los días —o cualquier otra clase de ejercicio—. (Los doctores no saben por qué, pero las personas que no hacen ejercicio suelen estreñirse).

Pero lo más importante que puedes hacer para corregir el estreñimiento es consumir una dieta rica en fibra. Tu cuerpo no digiere la fibra, ésta sólo pasa por el cuerpo y te ayuda a aliviar el estreñimiento. Necesitas tanto fibra soluble (salvado de avena, frijoles, chícharos y *psyllium*) como insoluble (productos de trigo entero). La fibra soluble absorbe el líquido y forma un gel; la insoluble no. Muchas frutas y verduras contienen ambas.

# Día 128

**Cómo introducir más fibra en tu dieta**

Necesitas más o menos 30 g de fibra al día cuando estás embarazada. Si tomamos en consideración que ni siquiera las no embarazadas suelen acercarse remotamente a esta cifra, consumir toda esa fibra puede plantear un reto, incluso con un buen suplemento (mira a continuación). Aquí te presento unos consejos:

- Come un puñado de nueces y frutas como bocadillo.
- No tomes jugo de fruta, mejor cómete la fruta (una excepción es el jugo de ciruela pasa).
- Pon espinaca cruda o col rizada en tu emparedado en lugar de lechuga.
- Come frijoles como guarnición.

Algunas comidas ricas en fibra además tienen proteínas:

- Pon una cucharada de linaza molida en tu licuado, o mézclala en el yogurt.
- Agrega frijoles, semillas o nueces a la ensalada.
- Toma sopa de chícharo o lenteja en la comida.

**Lista de pendientes**

**Toma un suplemento de *psyllium***

El *psyllium* es un suplemento de fibra seguro, no es laxante (lo debes evitar en el embarazo). Las marcas que puedes conseguir en la tienda de autoservicio, como Citracel y Metamucil, funcionan pero tienen aditivos, colorantes y azúcar. Puedes comprar suplementos sin los aditivos en tiendas naturistas o de vitaminas.

Si vas a usar un suplemento de *psyllium*, empieza despacio, una vez al día durante unos días. Si no notas mejoría, entonces empieza a tomarlo dos veces al día.

El truco con el *psyllium* es que tienes que mezclarlo con agua y tomarlo pronto porque se convierte en un gel espeso y desagradable.

# Día 127

**Por órdenes de la doctora**
Alivia el estreñimiento de manera segura

«El estreñimiento te hace sentir muy incómoda. Siempre empieza con las tradicionales ciruelas pasas o su jugo, después puedes intentar con un suavizante de heces como el docusato de sodio, pero incluso esto puede tomar algo de tiempo en hacer efecto. A veces necesitas armas más potentes para que las cosas empiecen a movilizarse. Si necesitas alivio de inmediato, toma leche de magnesia o utiliza un supositorio de Dulcolax. Los enemas son seguros pero pueden ser difíciles de administrar. No todos los esposos están dispuestos a ayudar. Ya que las cosas empiecen a funcionar, intenta mantener un consumo adecuado de fibra para evitar que esto vuelva a suceder».

K. N.

**Consejos desde las trincheras**
Que tus bocadillos cuenten

«Inventé una gran regla cuando estaba embarazada y la sigo utilizando hoy en día: no comer nada, incluyendo botanitas como tostadas o galletas, a menos que tengan fibra. Come tostaditas de maíz azul, saben muy bien, acompáñalas de frijoles refritos y salsa y ya tienes una botana genial y sana».

Clare, mamá de Annie y Grace

**Cómo ayudar a tu pareja a comer mejor también**

Haz un pacto con tu pareja de que comerán más sano. Si se resiste, entonces no le avises, simplemente hazlo. Si usas pasta de granos enteros o arroz integral, ¿por qué mencionarlo? Simplemente sírvelo y disfrútenlo, tal vez ni siquiera se dé cuenta.

## Día 126

### Cómo visualizar a tu bebé

Olvídate del frutero. Con 19 cm que mide de la cabeza a las nalgas y un poco más de 340 g de peso, tu bebé ya parece bebé. Sus dientes primarios, que con suerte no necesitarán ortodoncia en el futuro, ya se han formado bajo sus encías. Éste es un detalle interesante: aunque sus ojos ya están formados, su iris todavía no tiene color. Para este momento su sentido del tacto está bien establecido, tal vez practique acariciando su propia cara. Su hígado ya está funcionando y su páncreas ha empezado a producir insulina.

### Toda la verdad y nada más que la verdad
Tú eres la que ya está madura

Ahora tú eres la fruta. Digamos que una pera, pero con senos. Aunque te sientas madura por todas partes, puede ser que tu talla en el torso todavía sea relativamente pequeña, pero tu parte inferior definitivamente se está haciendo más redonda y más amplia. (Pero todavía tienes mejor forma que un melón). Sí, probablemente estés empezando a sentirte incómoda, pero mira el lado positivo: tal vez todavía puedas agacharte, atar tus propias agujetas y levantarte de la silla sin que alguien te tenga que ayudar. Las cosas van bien.

### En este momento
Tu ombligo tal vez se haya botado

Conforme tu útero continúa su expansión hacia arriba y hacia afuera, tu ombligo tal vez se bote mucho y se mantenga de esa manera hasta después del parto. El asunto de la respiración que mencionamos en el día 169 tal vez haya empeorado bastante. Tus pulmones están más apretados y tendrás que trabajar más para poder respirar.

Pero, incluso si no puedes respirar, ¿qué importa? Ya llevas recorrido más de la mitad del camino.

# Día 125

**Toda la verdad y nada más que la verdad**
La fruta tal vez ahora la tengas detrás

Bueno, tal vez puedas lidiar con todos los retos que te lance la Madre Naturaleza, excepto por esa hemorroide del tamaño de una cereza, o un limón, que de pronto ha aparecido en, o alrededor de, tu trasero.

Las hemorroides, que también pueden ser internas o externas, son comunes durante el embarazo. Son en realidad venas varicosas (lee a continuación) en el recto.

**Por órdenes de la doctora**
Cómo tratar las hemorroides infernales

«¡Esto no te hacía ninguna falta! Las hemorroides pueden ser particularmente molestas en el embarazo por toda la presión, el estreñimiento y las venas dilatadas. Primero resuelve el asunto del estreñimiento, que provoca o empeora las hemorroides. Para sentir alivio, intenta sentarte en una tina llena de agua. Las preparaciones que venden sin receta en la farmacia son seguras y te harán sentir más cómoda. Si el dolor es severo, pídele a tu médico una receta para algo más fuerte. La mayor parte del tiempo estas hemorroides disminuyen de tamaño y a veces incluso desaparecen».

K.N.

**Lista de pendientes**
Regálate un masaje

Con todos tus dolores, molestias y tensiones adicionales (eso sin mencionar las hemorroides), es un excelente momento para que te regales un masaje de maternidad. Es bueno para el cuerpo y la mente. Para que te lo den, recuéstate de lado o, lo que es mejor aún, en un colchón diseñado especialmente con un agujero para el vientre que te permite acostarte bocabajo sin importar el tamaño de tu panza.

Debes asegurarte de que el masajista esté calificado para hacer masajes de embarazo; habla con él previamente.

# Día 124

## En este momento
### Dormir bocarriba es para las que no están embarazadas

Ahora que estás en la segunda mitad de tu embarazo, se han terminado tus días de dormir bocarriba (si es que no se habían terminado ya). No te preocupes, te darás cuenta en el momento indicado. ¿Cómo? Bueno, pues la sensación clara de sofocamiento debida al peso de tu útero será un buen indicador, además del mareo y el dolor de espalda.

## Lista de pendientes
### Conoce a tu nuevo novio

No tiene brazos ni piernas y no te puede traer algo de comer, cargar las cosas ni hacerte reír. Pero de todas maneras lo amarás, y profundamente: llamémoslo Bob.

Bob es tu nueva almohada de cuerpo completo. Si todavía no tienes una, *consíguela*. Podrás adoptar posiciones con Bob que pondrán celoso a tu esposo.

La almohada de cuerpo completo es uno de los grandes inventos para el embarazo. Conforme avance tu embarazo, será Bob y sólo Bob quien te ayude a dormir. Envuélvelo con tus brazos y piernas, colócalo bajo tu vientre o espalda, siente el apoyo y concilia ese sueño tan necesario.

Muchas tiendas de maternidad venden estas almohadas o puedes buscar otras alternativas en línea.

# Día 123

## En este momento
**Tus sueños pueden ser vívidos y desagradables**

A continuación te presentaremos tres sueños comunes y muy desagradables del segundo trimestre:

1. Escuchas llanto y no puedes encontrar a tu bebé.
2. El seguro de gastos médicos se termina durante tu parto.
3. Alguien te está gritando porque estás haciendo algo mal.

## Cómo entender tus sueños de embarazada

No hace falta llamar al doctor Freud para descubrir que los sueños del embarazo son otra manera de expresar toda tu ansiedad, tensión y emoción (además de enfurecerte con tu pareja por comerse la última dona). Según la psicóloga y experta en sueños Patricia Garfield, autora del libro *Women's Bodies, Women's Dreams* (*Cuerpo de mujer, sueños de mujer*), es común soñar con animales, en particular cachorritos, gatitos y otros animales bebés durante el segundo trimestre. Estos sueños por lo general representan, no me lo vas a creer, tus inquietudes acerca del bebé y el embarazo.

Pero no te asustes demasiado si uno de los gatitos te muerde o si no le haces caso. Con algo de suerte, a estas alturas ya entendiste que la experiencia del embarazo puede provocar muchos sentimientos encontrados. No te preocupes, un gatito enojón o un cachorrito que gruñe tal vez simplemente representan tus miedos y ansiedades que emergen durante el sueño. Si tienes sueños desagradables como éstos, eres una embarazada normal, lo cual, por supuesto, significa que estás completamente loca comparada con cualquier otra persona.

# Día 122

## En este momento
### Estás preocupada por las *striae gravidarum*

Aunque suenan como un parásito adquirido por comer alimentos crudos, las *striae gravidarum* son de hecho las estrías que todas las embarazadas temen. Un 50 % de las embarazadas las tienen, las odian e intentan hacer prácticamente cualquier cosa para que desaparezcan.

Olvídate de la manteca de cacao, los aceites y todas esas falsas promesas. ¿Lo único que realmente puede evitar las estrías?: la genética. Así que si realmente quieres evitarte una sorpresa, pregúntale a tu madre o a tu abuela.

## Lista de pendientes
### Ordena un bálsamo para el vientre de todas maneras

Los productos con manteca de cacao, de mango o de aceite de olivo no prevendrán la aparición de estrías pero huelen bien y además proporcionan alivio para la comezón en la panza. Las cremas especiales también pueden hacerte sentir mimada pero, si no tienes ganas de gastar en cremas especiales, una crema humectante normal del supermercado también te servirá. Ponte mucha.

## Toda la verdad y nada más que la verdad
### Las estrías no discriminan

Tal vez ya descubriste que las estrías también pueden aparecer en tus senos. Y algunas mujeres, cuando se ven en el espejo, se sorprenden de ver estrías incluso en sus nalgas. Las estrías pueden surgir en cualquier parte del cuerpo donde subas de peso.

# Día 121

## Por órdenes de la doctora
### No sacrifiques la comida sana para evitar estrías

«Algunas mujeres creen que si no suben mucho de peso no tendrán estrías. Nuevamente, éste es otro de esos aspectos del embarazo que están fuera de nuestro control. La buena noticia es que la mayor parte de las estrías se desvanece después de parir. Con el tiempo ya no serán tan obvias como ahora. Es importante comer tan sano como sea posible en este momento y no preocuparse por el peso que tengas o las estrías que aparezcan».

K. N.

## En este momento
### ¿Hay esperanza para la panza posparto?

Sí. Incluso si tus estrías no tienen la cortesía de desaparecer por su cuenta, hay algunas cosas que puedes hacer *después* de tener a tu bebé.

La Retin-A ha demostrado disminuir las estrías posparto. Como se desconocen sus efectos en la leche materna, no deberás usarla en tu embarazo o durante la lactancia.

Es posible que hayas leído sobre una hierba llamada *centella asiática* (Gotu Kola). En algunos estudios se ha demostrado que previene las estrías; sin embargo, se desconocen los riesgos de usarla durante el embarazo así que, al igual que con otros remedios naturistas, deberás evitarla.

La cirugía láser puede ser una alternativa, pero ciertamente no querrás hacer nada hasta que ya hayas acabado de tener hijos.

# Día 120

### Consejos desde las trincheras
### No tendrás tiempo de ponerte quisquillosa

«Para mí, la cosa es así: no me ponía un bikini antes de tener a mis hijos y no me lo pongo ahora. En realidad no es tan importante tener algunas estrías en el vientre. Tus prioridades cambian, estarás tan ocupada con tu recién nacido que ni siquiera pensarás en tu panza».

Renee, mamá de Steven y Anderson

### Toda la verdad y nada más que la verdad
### Dos niños es una mejor opción

Está bien, con los problemas de sueño, las hemorroides y los dolores de ligamentos, tal vez sea momento de revisar el plan familiar nuevamente. Cuatro es demasiado: dos suena bien, ¡muy bien!

### En este momento
### ¿Por qué no pueden embarazarse los hombres?

¿Por qué nadie ha inventado una manera de embarazar a un hombre?

Aunque suene desquiciado, algunos científicos sostienen que el embarazo en un hombre es teóricamente posible. Antes de que empieces a buscar ropa interior masculina de maternidad, recuerda que sólo es posible *en teoría*. Por el momento, los únicos machos que pueden dar a luz son los caballitos de mar, los peces pipa y los dragones de agua.

El hecho es que un embarazo en los machos sería tan peligroso que los riesgos serían mayores que los beneficios.

(Tú, sin embargo, no estás tan segura).

## Día 119

### Lista de pendientes
### Empieza a atribuirle un poco de tu aumento de peso al bebé

Fanfarrias, por favor... ¡Tu bebé ya pesa 450 g! Mide unos 20 cm de la cabeza a las nalgas y parece una pequeña muñeca, con todo y uñas de las manos y los pies. Ahora al menos ya sabes que medio kilogramo de lo que has subido es del bebé.

### Toda la verdad y nada más que la verdad
### El sonido de la aspiradora

Seguramente habrás escuchado que si utilizas la aspiradora o si pasas junto a un perro que ladra mientras estás embarazada estos sonidos no alterarán ni molestarán a tu bebé cuando nazca. Pero ¿es verdad?

Tal vez. Psicólogos de la Universidad Johns Hopkins han descubierto que muchos bebés prematuros que nacen entre las semanas 24 y 25 responden a una variedad de sonidos, así que han concluido que su sentido del oído ya debía estar bien desarrollado. Las embarazadas saben que su bebé se mueve en respuesta a ciertos sonidos fuertes.

### En este momento
### Tú eres la sinfonía

Olvídate de la aspiradora, en este momento *tú* eres la fuente más interesante de sonidos para tu bebé. El sonido del flujo de tu sangre, el sonido de tu estómago, de tu intestino y tu voz se filtran a través del líquido amniótico. Eres ruidosa, y eso sin tomar en cuenta tus nuevos gases. También se ha descubierto que el ritmo cardiaco del feto disminuye cuando la madre habla, lo cual sugiere que el feto escucha, reconoce y se tranquiliza con tu voz. ¿Lo ves? Ya eres buena en esto de la maternidad y el bebé ni siquiera ha nacido.

# Día 118

## Toda la verdad y nada más que la verdad
Otro reto más en el trabajo

Ahora que pensabas que no podías distraerte más en el trabajo surge otra cosa. Gracias a la hinchazón y la retención de líquidos tus manos tal vez se sientan adormecidas u hormigueantes o puedes sentir dolor en las muñecas. Incluso responder a los correos electrónicos puede tornarse difícil y doloroso. (Una de cada cuatro mujeres desarrollarán síndrome del túnel del carpio relacionado con el embarazo en esta etapa y puede ser doloroso).

Aunque escribir en el teclado del trabajo no provoque problemas, puede agravarlos. Utiliza una banda de soporte para la muñeca (las venden en las farmacias) y asegúrate de que tu silla y teclado estén posicionados para que no tengas que inclinarte hacia abajo. Pídele a tu jefe que solicite un teclado ergonómico, esto mantendrá tus muñecas en la posición óptima para reducir el esfuerzo.

## Cómo trabajar desde casa

Muchas mamás sueñan con encontrar oportunidades para trabajar desde casa. Aunque tal vez no sea realista pensar que repentinamente puedes ganar el mismo salario trabajando medio tiempo desde tu casa, muchas mamás ganan lo suficiente para que sea viable quedarse en casa. Muchas han aprovechado su capacidad de adaptarse para iniciar carreras de contabilidad, planeación de eventos, cuidado de niños, venta de cosméticos o artículos para el hogar, revisión de textos, escritura, clases, planeación de viajes, diseño gráfico, programación de computadoras, transcripción y más. Pero recuerda, cuando estés navegando en internet o leyendo tu periódico, no te dejes llevar por esos anuncios que prometen mucho dinero a la semana con sólo unas horas de trabajo y a los cuales tienes que pagar una cuota para que te den información o material: probablemente sean un timo. Si suena demasiado bueno para ser verdad, ¡quizá es un engaño!

# Día 117

## Cómo sentarte más cómodamente en el trabajo

Intenta levantarte con frecuencia y caminar unos cuantos minutos. Esto ayudará a que la sangre te circule cuando te vuelvas a sentar. Mantén los pies elevados, incluso si estás de pie: coloca un banco de poca altura o una caja de cartón sólida y alterna el pie que subas.

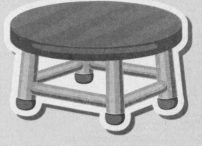

## En este momento
### Tal vez necesites medias de compresión

Si estás parada mucho tiempo por el trabajo, considera unas medias de compresión, también conocidas como medias de abuelita. Estas medias especiales te ayudarán a aliviar la presión de las piernas, que puede ser una gran molestia en Embaracilandia.

Las medias de compresión se llaman así porque ayudan a enviar la sangre de regreso a tu corazón y, de esa forma, reducen el dolor e hinchazón en las piernas. Te pueden dar alivio si tienes venas varicosas (ve el día 105). La compresión en tus piernas deberá estar graduada: mayor en el tobillo y menos más arriba. También hay distintos niveles de compresión, así que verifica con tu médico para ver cuánta necesitas. Estas medias suelen ser costosas, pero si tienes molestias, valen la pena.

# Día 116

## Lista de pendientes
### Aprende la diferencia entre *kugel* y kegel

*Kugel* es un pudín de tallarines judío. Es realmente delicioso pero, a menos que estés disfrutando uno en este momento, no tiene nada que ver con tu embarazo.

Un kegel es ese cómico ejercicio de «apretar» el suelo pélvico, que desarrolló el doctor Arnold Kegel en la década de 1940 y que te ayudará a «estar en forma» «ahí abajo». (¿Sí me explico, verdad?).

## En este momento
### ¿Por qué necesitas hacer kegels?

Bromas aparte, los kegels ejercitan los músculos del suelo pélvico y los mantienen fuertes. Necesitas fuerza en estos músculos para sacar a tu bebé. Cuando hayas parido, necesitas que estén fuertes para evitar fugas importantes de orina. Por supuesto, también tienen sus beneficios sexuales.

## Por órdenes de la doctora
### Haz kegels como profesional

«Para aislar tu músculo pubococcígeo, que es uno de los músculos que estás contrayendo cuando haces un kegel, orina en el baño y luego detén el flujo de orina: así estarás contrayendo tu músculo PC. No hagas este ejercicio sólo en el baño, pero hazlo para localizar el músculo. Trata de hacer tus kegels todos los días. La buena noticia es que nadie se dará cuenta de que los estás haciendo. Sostén la contracción mientras cuentas hasta cinco (diez si eres muy buena) y suelta. Haz esto cinco veces seguidas. Les digo a mis pacientes que elijan alguna cosa que les recuerde hacerlos, por ejemplo, cuando alguien les pregunta cómo están o cada vez que estén en un semáforo en rojo».

K. N.

# Día 115

## En este momento
### Tu pareja tal vez te esté rogando que hagas más kegels

A diferencia del tapón mucoso, las hemorroides y el calostro, los ejercicios de kegel son uno de esos temas del embarazo sobre el cual a los hombres les encanta hablar, escuchar y alentar, incluso molestarte con que los hagas. ¿Por qué? Porque tu pareja no quiere pensar que estará poniendo su pene dentro de algo con dimensiones comparables a un túnel en la carretera después del parto. (Y tiene algo de razón, ¿no crees?).

## Toda la verdad y nada más que la verdad
### Los kegels tienen sus límites

Los kegels funcionan pero, afrontémoslo, vas a expulsar una persona del interior de tu cuerpo al mundo exterior. Habrá estiramientos y fugas posteriores al parto. Incluso si haces tus kegels cien veces al día, todos los días, a partir de este momento, no olvides que muchas mujeres orinan un poco cuando estornudan o se ríen. Eso no significa que te orinarás en la calle o que tu vida sexual se ha terminado: sólo significa que el bebé es grande, incluso cuando es pequeño.

## Para que hagas tus kegels sin quejarte

Aparentemente los kegels modernos no son nada parecidos a lo que tenía en mente el doctor Kegel. Él, en realidad, inventó un aparato de biorretroalimentación llamado el *perineómetro* que les ayudaba a las mujeres a hacer mejor estos ejercicios. Hagamos énfasis en la palabra *aparato*, porque ¿adivina dónde se colocaba? ¿Lo ves? Un simple apretoncito no es tan difícil después de todo.

# Día 114

## Cómo preparar a tu cachorro para la llegada del bebé

Para muchos amantes de los perros, su mascota es como el primogénito de la casa. Así que con toda justicia para tu perro (que está a punto de perder el trono), tendrás que ayudarlo a adaptarse al recién nacido. Los expertos están de acuerdo en que mientras más pronto empieces a trabajar con tu mascota para ayudarle a adaptarse es mejor. Pídele algunos consejos a tu veterinario.

## Lista de pendientes
### Contrata a un entrenador

Si tu mascota se porta muy mal, tal vez quieras considerar ayuda profesional. La situación probablemente empeorará cuando llegue el bebé. Busca en línea o platica con amistades para que te recomienden a un entrenador en el lugar donde vives.

## Por órdenes de la doctora
### No te olvides de acariciar al gato

«Es importante que las mujeres embarazadas no cambien la arena del gato por el riesgo de la toxoplasmosis, un parásito que puede causar defectos de nacimiento. Fuera de esto, los gatos son seguros; simplemente recuerda darles atención durante y después del embarazo para que no te dejen ningún "regalito" como venganza».

K. N.

# Día 113

## Cómo manejar el que te toquen el vientre

A algunas mujeres no les molesta la atención adicional de los extraños en la calle, en especial durante el segundo trimestre, cuando todavía es novedad tener una pancita. Pero puede terminar por ser cansado, y para el tercer trimestre eso de que te toquen la panza tiene que parar.

Para finales de tu tercer trimestre, en especial si ya pasó tu fecha probable de parto, quizá la expresión de tu rostro baste para asustar a todos los que piensen en tocarte. Pero si te están molestando desde ahorita, ¿qué puedes hacer? Tampoco puedes dejar de ir a hacer tus compras. Al lidiar con extraños tienes permiso de ser más hosca o dura, puedes decir: «¿Oiga, se da cuenta de que me está tocando el útero?». Eso con frecuencia ahuyenta a la gente y la hace pensar dos veces antes de volverlo a hacer. O simplemente puedes decir: «¡Ay!», cuando alguien te toque. Eso les enseñará a pensar antes de actuar.

La única manera segura de prevenir que te toquen es decirle a la gente directamente: «Por favor, no me toquen».

## Lista de pendientes
### Cómprate una camiseta que diga: «No me toques la panza»

Si realmente quieres que tu mensaje de «no tocar» se transmita, considera comprar una camiseta de maternidad en la que se lea: «No tocar» o «Este bebé no se toca» o un mensaje similar. Cualquier tienda que estampe camisetas te puede hacer una.

## Día 112

### Lista de pendientes
### Pide prestado un balón de futbol

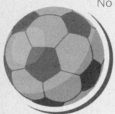

No es para patearlo, simplemente sostenlo en tus manos. Para describir tu útero, ahora deberemos pasar al mundo de los deportes. Esta semana, tu útero es del tamaño de un balón de futbol y está 2.5 cm por arriba de tu ombligo. Sí, ¡así de grande!

### En este momento
### Hablando de lo grande...

Tu bebé pesa más o menos 540 g y mide unos 21 cm. Ya tiene sentido del equilibrio: puede distinguir entre estar de cabeza y no. En las siguientes semanas su trabajo consistirá en agregar vasos sanguíneos a los pulmones, lo cual lo prepara para oxigenar su sangre.

### Toda la verdad y nada más que la verdad
### La prueba de glucosa

La prueba de glucosa tiene el propósito de diagnosticar la diabetes gestacional, una condición donde los niveles de azúcar están alterados y que puede afectar tu embarazo si no se detecta. La prueba no es dolorosa, pero es molesta porque tienes que tomar una bebida muy dulce (o sea, asquerosa). Una hora después se medirá el nivel de azúcar en tu sangre. Si este valor es demasiado alto, tendrás que hacer la prueba de tres horas de tolerancia a la glucosa, que evalúa tus niveles en ayunas y después de una, dos y tres horas de consumir más azúcar. Si ambos valores son anormales, tienes diabetes gestacional.

# Día 111

## Por órdenes de la doctora
### Manejar la diabetes gestacional

«Las buena noticia es que la diabetes gestacional se puede manejar con una dieta específica. Aunque la mayoría de los dulces y carbohidratos simples no se te permitirá, te alegrará saber que tu bebé no está en riesgo. En raras ocasiones la diabetes gestacional no se regula sólo con la dieta y quizá te receten insulina. Esto puede ser alarmante y abrumador pero, de nuevo, con un manejo adecuado puedes esperar un resultado sano, así que mantén el ánimo».

K. N.

## Toda la verdad y nada más que la verdad
### Ni siquiera tu nariz se escapa

En Embaracilandia, incluso tu nariz sale afectada. Si todavía estás buscando a quién echarle la culpa, la hormona responsable en este caso es el estrógeno. Los altos niveles de estrógeno causan hinchazón en tus membranas mucosas. El volumen de sangre aumenta por todas partes, incluso en la nariz, lo cual hace que tus vasos sanguíneos se expandan y tengas la nariz tapada.

## Cómo aliviar un poco los senos nasales

Algunas personas están convencidas de la eficiencia de los lavados nasales para aliviar la hinchazón. Hay unos artefactos, llamados recipientes neti o rinocornios, que puedes llenar con agua tibia y que se parecen a esas lamparitas de las que salen los genios en los cuentos, y que te ayudarán a lavar los senos nasales. Así que, si quieres, puedes intentar sacar al genio de la lámpara maravillosa inspirándolo por la nariz y luego echarlo de regreso al mundo exterior.

# Día 110

## Consejos desde las trincheras
### Lidiar con la desgracia nasal

«De todas formas comprarás un humidificador para tu bebé, así que cómpralo de una vez. Beneficiará a tus senos nasales y mejorará la resequedad de la piel».

Sima, mamá de Rohit

## Por órdenes de la doctora
### Aplica presión suave si te sangra la nariz

«Ocasionalmente te puede salir sangre por la nariz como resultado de la dilatación de los vasos sanguíneos en esa zona. No te alarmes si esto sucede, simplemente presiónate suavemente con una toalla o trapito, esto también pasará».

K. N.

## Toda la verdad y nada más que la verdad
### Hablando de mucosas sangrantes

Te aguarda otra sorpresa en Embaracilandia: las encías pueden sangrarte. Por la misma razón que te sangra la nariz, la presión adicional en los vasos sanguíneos puede afectar la manera en que tus encías reaccionan a las bacterias de la placa. Esto se llama *gingivitis del embarazo* y afecta más o menos a la mitad de las embarazadas.

Lo que puedes hacer es usar un cepillo más suave y ser más constante con el hilo dental. Intenta usar un enjuague bucal antibacteriano para controlar la placa y compra un cepillo con punta de goma. Después de cepillarte, pasa la punta de goma alrededor de tus encías para eliminar el exceso de placa.

Asegúrate de ser constante con tu cuidado bucal mientras estés embarazada. Puede ser que necesites una limpieza profesional si tus encías empeoran. Dile a tu dentista que estás embarazada.

# Día 109

## Estás haciendo la *linea nigra*

No, no es ese nuevo baile que aprendiste en la boda de tu prima. Es lo que tal vez te esté pasando, o te pasará, en el abdomen. A muchas mujeres embarazadas se les forma una línea de piel más oscura en la mitad del abdomen. Sí, desaparece después del parto.

## En este momento
### Tus areolas probablemente también estén *nigras*

Tal vez haya más de una zona oscura en tu cuerpo. Puede ser que también se te formen círculos oscuros en los senos. Esta parte es lo que solían ser tus pezones; el embarazo también los oscurece. Regresarán a su color original cuando termine este experimento científico.

## Toda la verdad y nada más que la verdad
### Síntoma extraño del embarazo #4 987

Mientras estás con la *linea nigra* y la areola negra, es posible que encuentres un pequeño pedacito de algo parecido a piel que sobresale de tu cuerpo. Jálalo, si se cae es una pelusita, si no, es una verruguita. Es posible que en el embarazo te salgan estas excrecencias en la piel o que te crezcan los lunares que ya tienes. Si un lunar cambia de tamaño, color o forma, tienes que ir a que te lo revisen para que no corras riesgos.

# Día 108

**Toda la verdad y nada más que la verdad**
**Esta semana: otra de esas cosas extrañas en la piel**

Mientras estemos en el tema de asuntos raros de la piel, también es posible que experimentes la «máscara del embarazo». Es la manera amable de describir las manchas oscuras que te aparecen en el cuello y rostro (también conocidos como paño o cloasma) y que te harán sentir que en verdad ya necesitas una máscara porque *ahora sí te ves como un fenómeno*. Esta condición es menos común que la *línea nigra*, pero según la Academia Americana de Dermatología, se da en 70 % de las mujeres embarazadas. ¡No te preocupes! Las manchas se desvanecen después del parto.

**Cómo minimizar la máscara**

No se conoce ninguna poción, crema o hechizo que haga que las manchas desaparezcan. Para mantener las manchas faciales extrañas alejadas de tu cara o evitar que se oscurezcan o proliferen, usa mucho bloqueador solar, incluso en los meses de invierno. Si estás embarazada en el verano, necesitarás un sombrero de ala ancha.

**En este momento**
**Estás empezando a hacerte a la idea...**

El embarazo, en especial el primero, sigue siendo algo impactante y que te consume por completo emocionalmente. Vives, respiras y duermes pensando en el embarazo. Es un trabajo de 24 horas al día y sin tiempo libre ni descanso por buen comportamiento.

# Día 107

**En este momento**
## No le digas a nadie cuánto pesas

Como irás aprendiendo a lo largo de tu embarazo, aparecerán perfectos desconocidos a los que no les dará pena preguntarte cuántos kilos has subido, y después te harán sentir mal sin importar tu respuesta. «¿Cómo?, ¿ya subiste 7 kg? ¡Mi esposa subió 7 kg en todo su embarazo!» o «¿Qué?, ¿apenas 2 kg? ¿No crees que sería mejor comer más para que el bebé no nazca muy pequeño?». Tu mejor opción: simplemente niégate a participar en el juego. No digas cuánto has subido, mejor contesta: «En realidad no estoy segura». Por supuesto que cualquier mamá sabrá que estás mintiendo, pero tal vez otras madres embarazadas aprendan de tu táctica.

**Consejos desde las trincheras**
## De repente, todo el mundo es doctor

«Aunque yo traté de no hacer caso a lo que me decían acerca de mi embarazo, de vez en cuando salía por ahí un buen consejo. Entonces, piensa que aunque el flujo constante de opiniones llegue a ser molesto, en cualquier momento podrás escuchar un consejo útil».

Margaret, mamá de Shane y Colleen

**Lista de pendientes**
## Empieza a sacar provecho de tu situación

Si los que tocan panzas y demás extraños de aferradas opiniones son el yin del universo, entonces la gente que te hace favores sólo por tu gran panza es el yang. Así que deja que te ayuden con las bolsas de las compras y permite que tus compañeros del trabajo te traigan la comida. Aprovecha cualquier oportunidad de descanso y disfrútalo.

# Día 106

### En este momento
### Tu pareja tal vez se haya vuelto sobreprotector

Tu pareja no te va a permitir cruzar la calle en el lugar equivocado, cargar cosas pesadas o salir de la casa sin el celular. Aunque tal vez esté tratándote como una persona lisiada, carente de criterio, de sentido de orientación y sin un teléfono celular, considéralo desde su punto de vista: estás embarazada, distraída, pesada y lenta, además de que constantemente olvidas tu teléfono u olvidas cargarlo. Piensa que tal vez tenga algo de razón.

### Lista de pendientes
### Consigue un nuevo teléfono celular

Hablando de teléfonos celulares… Si tienes un teléfono viejo que no tenga la función de GPS, necesitas uno nuevo. Esta función significa que, sin importar dónde estés, el personal de emergencia de todas maneras puede encontrarte (y sirve en caso de que ni siquiera tú sepas dónde estás, lo cual es posible dado el estado de tu memoria de estos días). Y ya que vas a conseguir un nuevo teléfono, uno con una buena cámara, ésta también te servirá para cuando llegue el bebé y haga una carita increíblemente linda en la tienda.

Sólo no manejes mientras hablas por teléfono, no es seguro para nadie, en especial para embarazadas que ya de por sí están distraídas.

### Consejos desde las trincheras
### Disfruta de la atención que te den

«Con el primer bebé, mi esposo se involucró completamente en el embarazo, iba a las visitas al médico, se aseguraba de que yo estuviera cómoda y demás. Pero cuando me embaracé del segundo, su reacción fue: "Bueno, si te vas a estar quejando tanto, tal vez convendría que te fueras a dormir a la otra habitación"».

Elizabeth, mamá de Nathan y Justin

## Día 105

### En este momento
### ¿Qué está pasando con tu bebé?

Probablemente el cabello de tu bebé ya tenga color (aunque es común que este color cambie después de nacer o durante el primer año de vida). Mide unos 23 cm de largo de la coronilla a las nalgas y pesa unos 595 g. Este bebé todavía debe adquirir una capa considerable de grasa, lo cual le ayudará a rellenarse y perder su aspecto arrugado a lo largo de las siguientes semanas. Sus huesos están endureciéndose y su cerebro sigue creciendo a gran velocidad.

### Toda la verdad y nada más que la verdad
### Venas varicosas

Para este momento tal vez ya hayas descubierto las venas varicosas, en especial en las piernas. Estas venas en realidad deberían rebautizarse como «villanas varicosas», porque pueden ser incómodas o incluso dolorosas. Rara vez representan un peligro pero siempre tienen un mal aspecto. Las venas varicosas surgen por un aumento de presión en las venas de tus piernas, y esto se debe —¿a qué más podría ser?— al aumento del volumen de tu sangre y a que tu útero ha crecido tanto como un balón. A veces las venas varicosas desaparecen solas unos meses después del nacimiento de tu bebé; otras veces no desaparecen y la única manera de deshacerse de ellas es con cirugía.

Al igual que las estrías, las venas varicosas son casi siempre por obra genética así que, si estás destinada a tenerlas, no puedes hacer gran cosa para evitarlas.

# Día 104

## Cómo distinguir las arañas vasculares de las venas varicosas

Si tienes venas moradas o rojas en las piernas o abdomen que son indoloras, delgadas y con aspecto de patas de araña, éstas generalmente desaparecerán después del parto. Las venas varicosas son protuberantes y se ven como venas gruesas y azules debajo de la piel, por lo general en las piernas. La diferencia es que las venas varicosas pueden ser bastante dolorosas durante el embarazo.

## Por órdenes de la doctora
### Levanta las piernas

«No se puede hacer mucho para prevenir las venas varicosas salvo evitar estar parada demasiado tiempo o no levantar cosas pesadas ya que ambas cosas incrementan la presión en las venas. Intenta usar medias de compresión que no te restrinjan y pon las piernas en alto siempre que puedas. El ejercicio puede ayudar a bombear la sangre acumulada de regreso al corazón, así que intenta caminar todos los días, aunque sea una distancia corta».

K.N.

## Toda la verdad y nada más que la verdad
### Vulva volcánica

Es posible que las venas varicosas no se limiten a tus piernas y tu recto (las hemorroides, consulta el día 125), sino que a muchas mujeres también les salen en la vulva, los genitales externos que incluyen los labios, el clítoris y la entrada de la vagina. (¡aay!). Tu vulva es un sitio muy sensible así que sabrás prácticamente de inmediato si tienes una vena varicosa ahí abajo incluso si no la puedes ver. A veces el dolor puede ser intenso y provocar molestias durante el sexo. Sentarse en la tina y después acostarse del lado izquierdo puede ayudar a aliviar la incomodidad y contribuir a que la sangre regrese al corazón, donde hace puras cosas buenas.

# Día 103

## Toda la verdad y nada más que la verdad
### Tal vez tu parte de atrás también se vea bastante mal

Si eres propensa a la celulitis, el término no-médico para los depósitos de grasa que hacen que tu piel se vea como de naranja, tus nalgas y tus muslos pueden terminar pareciendo un tazón lleno de queso *cottage*. ¡Puaj! La celulitis puede atacar aunque hagas ejercicio y tengas una dieta balanceada. Al igual que las estrías, las venas varicosas, y todos esos inesperados y lindos efectos secundarios del embarazo, no hay mucho que puedas hacer al respecto salvo esperar. Conforme vayas bajando de peso después de que nazca el bebé, la celulitis probablemente también se irá.

## En este momento
### «¡Eso no es nada!».

Quizá tengas una vena varicosa en la vulva del tamaño de un pepino pero siempre encontrarás a alguien que haya tenido una del tamaño de una berenjena. No importa cuánto te estés rascando, cuánto te sientas como una placa de Petri, siempre habrá alguien que te supere. Escucharás cosas como: «¡Eso no es nada! Mi nuera tenía que sumergirse en bálsamo porque tenía la piel tan reseca...».

## Consejos desde las trincheras
### Las cosas que dice la gente

«No hay nada igual a tener una gemela cuando una está embarazada. Cuando tenía seis meses de embarazo, mi gemela, Lisa, y yo estábamos en la tintorería, y la chica detrás del mostrador nos veía de manera rara. Creímos saber qué diría (sí, sí, somos gemelas...; sí, sí, una de nosotras está embarazada), pero entonces me preguntó si yo era la mamá de Lisa. Quise saltar por encima del mostrador y cachetearla».

Meg, mamá de Christopher, Patrick y Erin

# Día 102

## Lista de pendientes
### Ponte arriba

Si antes te sentías avergonzada de intentar algunas posiciones interesantes durante el sexo, aquí tienes la justificación perfecta, tu enorme vientre significa que la posición del misionero ya no seguirá funcionando. Las posiciones más utilizadas durante la segunda mitad del embarazo son (algunas tienen nombres interesantes):

- **La suerte invertida:** ahora tú estás arriba y él abajo. Esto te da control sobre la penetración, le quita peso de encima a tu vientre y le da a tu pareja una vista maravillosa de tus senos.

- **Fiesta trasera:** en esta posición tu estas apoyada sobre las manos y las rodillas, y el hombre hincado detrás ti. Sean cuidadosos, esta posición permite una penetración más profunda.

- **Cuchareo:** te recuestas de lado dándole la espalda a tu pareja. La penetración en esta posición no es tan profunda pero mantiene el peso alejado de tu vientre, lo cual puede ser más cómodo para ti conforme vayas aumentando de talla. De hecho, tal vez encuentres tan cómoda esta posición que nunca quieras volver a las posiciones de antes.

## Por órdenes de la doctora
### Tal vez hayas escuchado que…

«…la estimulación de los pezones puede provocar parto prematuro. Aunque es cierto que la estimulación de los pezones, succionados o frotados, puede causar contracciones uterinas al liberarse una hormona llamada oxitocina, estas contracciones por lo general son inofensivas siempre y cuando no aumenten de intensidad y se detengan. Si no es así, llama a tu doctor de inmediato ya que pueden ser un indicio de parto prematuro».

K. N.

# Día 101

## Toda la verdad y nada más que la verdad
### Síndrome de las goteras

Es posible que ahora tengas un poco de calostro. Aunque la mayoría de las mujeres no experimentan ninguna fuga hasta el tercer trimestre (y hay quien no tiene ninguna hasta después de que nace el bebé), es posible que gotees un poco desde ahora, en especial durante el sexo. El calostro es un fluido acuoso y amarillento lleno de anticuerpos que ayudan a proteger a tu bebé contra las infecciones. Así que no tienes de qué preocuparte, pero puede caerte de sorpresa, ¡en especial durante el sexo! La mejor manera de lidiar con esto: compra unos protectores de lactancia de los que venden en las farmacias y colócalos dentro de tu brasier.

## Cómo lidiar con los *calambrus interruptus*

Durante el sexo, asegúrate de mover mucho las piernas para evitar que te den calambres que te hagan gemir por la razón equivocada.

Los calambres intensos también pueden interrumpir el sueño. Para prevenirlos toma mucha agua (¡qué sorpresa!), date masajes y estira tus músculos antes de irte a dormir o cuando te despierten. Estos estiramientos pueden ayudarte a aliviar el dolor de tus pantorrillas y de los ligamentos del muslo:

> **Estiramiento de la pantorrilla:** da un paso hacia adelante con ambos pies apuntando al frente y estira la pierna de atrás (repite con la otra pierna).
>
> **Estiramiento del músculo isquiotibial:** siéntate con una pierna doblada y la otra estirada, con el pie apuntando hacia arriba, y los dedos y el tobillo relajados. Inclínate hacia adelante y toca el pie de la pierna estirada. (Repite con la otra pierna).

# Día 100

## Toda la verdad y nada más que la verdad
### ¿Siguen sin aparecer esos senos exuberantes?

Algunas mujeres presentan otro crecimiento rápido de los senos a la mitad del embarazo; para otras, esto no sucede, a menos que esas hermosas venas que ahora están visibles por todos tus senos cuenten como crecimiento.

Tal vez no notes un incremento importante en tu talla hasta que nazca tu bebé y te baje la leche. Esto dura como una semana y por lo general tus senos regresarán a la talla que tenías durante el embarazo. Muchas mujeres (aunque, claro, no todas) no ven un crecimiento adicional en sus senos desde este momento hasta que les baja la leche.

## Lista de pendientes
### Ponte unos brasieres de maternidad

Los fabricantes de brasieres estiman que alrededor de 70 % de las mujeres no usan la talla correcta, así que ya te imaginarás cuántas mujeres andan por Embaracilandia con la ropa equivocada. Realmente conviene que vayas a que te midan, o por lo menos, debes ir a la tienda y probarte todos los que puedas. No querrás que tu brasier sea demasiado grande o que no te dé el soporte necesario.

## Consejos desde las trincheras
### Consejo para los brasieres

«Compra un brasier de maternidad que te quede desde ahora en el primer broche; de esa manera sabrás que tienes espacio para expandirte, en especial después de que te baje la leche».

Mary Judith, mamá de Katelyn y Jordan

# Día 99

## Toda la verdad y nada más que la verdad
### Te ha visitado el Pezonador

¿Tus pezones crecieron de pronto y ahora parecen *frisbees*? Seguramente te visitó el Pezonador del embarazo, también conocido como el estrógeno. Quizá también tengas escamas o protuberancias en los pezones, que son glándulas sebáceas que ya tenías antes pero que ahora son más grandes. Tus pezones regresarán a la normalidad cuando el embarazo y la lactancia hayan quedado en el pasado.

## Cómo prepararte en verdad para la lactancia

En realidad no hay ejercicios físicos para preparar a los pezones y no puedes hacer nada para endurecerlos. La Madre Naturaleza los prepara por ti. Llevamos años diciéndoles a los hombres que el tamaño no importa y tampoco importa en nuestro caso. La mayoría de las mujeres puede amamantar sin importar si los tiene pequeños o grandes.

La mejor manera de prepararte para amamantar está en tu mente: tienes que estar consciente de que, aunque sea natural, la lactancia con frecuencia no lo parece. De hecho, empezar y continuar puede ser extremadamente difícil. Pregúntale a alguna madre que haya amamantado y te dirá que quizá en la primera semana tus pezones se agrietarán, sangrarán o incluso se infectarán. Tal vez querrás llorar cada vez que tu bebé esté al pecho, y puede que tenga problemas para prenderse durante semanas.

Es por esto que tomar una clase de lactancia en el hospital te ayudará (si todavía no te has inscrito en una, hazlo ya). En esta clase te darán todos los detalles sobre el posicionamiento, cómo succionan los bebés y cómo determinar, por la cantidad de pañales, si tu bebé está consumiendo la leche necesaria.

## Día 98

### En este momento
### ¿Qué está haciendo el bebé?

Tu bebé pesa como 680 g y mide unos 24 cm de la coronilla a las nalgas. En este momento sus pulmones están, o pronto estarán, lo suficientemente desarrollados para dar pequeños respiros de fluido amniótico. Pero apenas está practicando la respiración. Todo su oxígeno proviene de la placenta y el cordón umbilical hasta el momento de su nacimiento. Sus párpados han estado cerrados hasta este momento para que las retinas puedan desarrollarse por completo, pero ahora ya abrió los ojos e incluso está parpadeando.

Cuando nazca, nunca se te ocurriría cargar al bebé de cabeza, pero en el útero así está cómodo. Por lo general, para el final de este trimestre, gracias a la gravedad, tu bebé empezará a acomodarse en una posición de cabeza. Algunos bebés no se voltean hasta el final del último trimestre o en el último instante.

### ¡Alerta!, prepárate para esperar
### Tan cerca del último trimestre

Probablemente estés muy emocionada por llegar a tu tercer trimestre y ya tener dos terceras partes de tu embarazo recorridas.

Conforme estés en las últimas semanas de tu segundo trimestre, tu útero estará a 6.4 cm por encima de tu ombligo; durante el resto del embarazo, crecerás aproximadamente 1.5 cm cada semana.

La mayor parte de tus intestinos, grueso y delgado, está en la parte superior de tu abdomen, lo cual explica por qué la comida no parece moverse. Los dolores de gases pueden afectarte bajo las costillas; no hay mucho por hacer salvo esperar. Algunas posiciones de yoga pueden ayudarte a hacer un poco de espacio para todos esos órganos aplastados, pero asegúrate de que estés siguiendo un programa prenatal seguro.

# Día 97

### En este momento
### ¿Estás muy torpe o qué?

Sí, el embarazo te hace muy torpe además de olvidadiza, llorona y sentimental. Tirarás más cosas en los siguientes tres meses que en toda tu vida. Conforme el bebé crezca, tu centro de gravedad cambiará por completo y este cambio provoca que muchas mujeres embarazadas se tropiecen o se caigan. Así que sostente de los barandales cuando subas y cuando bajes las escaleras.

### Lista de pendientes
### Deja de usar tus Manolo Blahniks

Si no eres Carrie Bradshaw de *Sex and the City*, probable- mente no tengas un ropero lleno de Manolos de tacón de aguja, pero seguramente sí tienes varios zapatos de tacón y, por el momento, no son la elección más sabia para alguien que de pronto tiene más peso al frente y arriba.

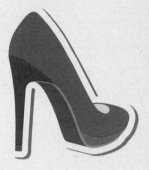

### Toda la verdad y nada más que la verdad
### La relaxina tal vez te esté estresando

Ésta es otra hormona del embarazo que podría cambiar de nombre. La relaxina se llama así porque relaja la cintura pélvica y suaviza el cuello de la matriz. Aunque llega a su punto máximo mucho más tarde en tu embarazo, para este momento su presencia general ya ha afectado los músculos y ligamentos de tu cuerpo, inclu- yendo los de tus pies que provocan que tus huesos crezcan.

Aunque por lo general pensamos que los problemas de los pies vienen más adelante en el embarazo, cuando empiezan a hincharse, muchas mujeres descu- bren que sus pies crecen durante el segundo trimestre.

# Día 96

## Cómo lidiar con los pies en expansión

Veamos: tus pies son más grandes y los zapatos te aprietan. Entonces, ¿qué debes hacer? Comprar zapatos nuevos, ¡por supuesto! Ésta es una de esas compras que no puedes evitar. Usar zapatos apretados te hará sentir muy mal, se te dificultará caminar, hará que se te entierren las uñas y que te salgan juanetes. De todas las incomodidades del embarazo, ésta es una que sí puedes controlar.

## Toda la verdad y nada más que la verdad
### Tus pies seguirán creciendo

Muchas mujeres ya usan una talla más grande de zapatos para cuando tienen a sus bebés. Y en tu siguiente trimestre la hinchazón en los pies puede empeorar; pero cuando disminuya toda la hinchazón, tal vez puedas volver a tus zapatos viejos.

## En este momento
### Ahora sí que estás radiante

Tus pies están creciendo, y tus otras extremidades, las manos, probablemente estén radiantes. Aunque todavía puede ser que no te veas radiante y dichosa como esperabas, al menos una parte de ti sí lo está. Desafortunadamente, esta parte es la palma de la mano. Tal vez no creas esto, pero que las palmas se enrojezcan repentinamente y que den comezón —al igual, quizá, en las plantas de los pies— se debe al aumento de estrógeno. (Pero ya sabías que se debía a esto porque ¿qué *no está causado por el estrógeno o por la progesterona*?). Si te estás preguntando qué no hacen las hormonas durante tu embarazo, la respuesta es: *no mucho*.

# Día 95

**Toda la verdad y nada más que la verdad**
No puedes ganar, incluso si estás en excelente forma

Si antes de embarazarte eras campeona de karate y todavía quieres dar patadas en el gimnasio y, lo que es más importante, si puedes darlas cómodamente a pesar del embarazo, entonces adelante. Sin embargo, conforme vayas estando más embarazada prepárate para los comentarios: «¿Estás segura de que deberías estar haciendo esto en tu condición?» o «¿Le preguntaste a tu médico si es seguro hacer esto?».

Aquí te propongo algunas respuestas:

**«¿Cuál condición?».**

**«Yo soy médico».**

Recuerda, las embarazadas tienen permiso especial para mentir.

**En este momento**
El peso se convierte en un deporte competitivo

Tu nueva forma de ejercicio, el Juego de Comparación del Embarazo, ya tiene un rato de haber iniciado. Y aunque es una injusticia, te lanzan al campo con mujeres que ya ni siquiera están embarazadas.

Reúne a un grupo de mamás e inevitablemente escucharás: «Yo subí esto con mi primer embarazo y esto con el segundo». No sólo estamos obsesionadas con el peso que subimos en el embarazo, sino que nos encanta hablar de eso años después. Sin importar que en ese momento nos sintiéramos enormes y gordas, y después de recuperar relativamente nuestra figura, nos encanta presumir qué tan gordas estábamos. Si no subimos mucho, nos encanta hablar de eso también, agregando, por supuesto, que a pesar de que comíamos como locas simplemente no podíamos subir de peso.

# Día 94

**En este momento**
Te estás dando cuenta de las cosas que decías antes

Ahora sabes cómo se siente que tu panza sea el objeto de comentarios constantes de tus amigos, compañeros de trabajo y desconocidos. Probablemente te estarás dando cuenta de que en el pasado le dijiste algo a una embarazada que tal vez la hizo sentir mal o apenada. No era tu intención, pero a menos que estés embarazada no te das cuenta de lo hiriente y cansado que se vuelven los comentarios sobre el tamaño de tu panza. Así que aunque algunos días sean complejos, trata de concederles a los demás el beneficio de la duda también.

**Cómo responder a los comentarios cuando las hormonas se han apoderado de ti**

**Comentario:** ¡Wow! ¡Tu panza está enorme!

**Respuesta:** Sí. Estoy embarazada. ¿Tú qué pretexto tienes?

**Comentario:** ¿Vas a tener gemelos?

**Respuesta:** No, ¿y tú?

**Comentario:** ¿Ya va a nacer pronto?

**Respuesta:** (Mira tu reloj antes de contestar). En cualquier momento.

**Lista de pendientes**
Escribe a la columna de consejos de algún periódico.

Querida Consejera:

¿Puedes por favor decirles a tus lectores que el único comentario que una embarazada desea escuchar sobre el tamaño de su panza es: « Te ves maravillosa »? Gracias.

Mujer embarazada y frustrada

# Día 93

## Toda la verdad y nada más que la verdad
### Oh, oh... ¿todavía no hay nombre?

¿Sigues pensándolo? ¿Sigues discutiendo? ¿Sigues insegura? Si te estás preguntando cómo irán otras parejas en el proceso de elección de nombre en comparación contigo, en una encuesta informal de 122 parejas embarazadas patrocinada por el sitio de internet *All Info About Pregnancy* (*Toda la información sobre el embarazo*) se concluyó que:

- 34 % de las parejas ya estaba de acuerdo en un nombre antes del nacimiento.
- 29 % tenía los nombres escogidos antes del embarazo.
- 7 % no podía ponerse de acuerdo.
- 6 % decía que iba a esperar a ver cómo se veía el bebé.

## Consejos desde las trincheras
### No se parecía a nadie

«Teníamos tres posibles nombres y pensamos que al nacer nuestra hija nos quedaría claro cuál deberíamos elegir, pero no fue así. Una de las enfermeras nos dijo: "Tiene cara de Mary o de Abigail". Nos volteamos a ver y le pusimos Mary».

Hope, mamá de Mary, Kevin y Vincent

## Lista de pendientes
### Sacude las ramas de tu árbol genealógico

Llama a tu pariente más viejo y averigua todos los nombres de parientes que puedas. Tal vez tuviste una tatarabuela que se llamaba Alice o un tío abuelo llamado Samuel, y el bebé puede llamarse así. Ponerle el nombre de un antepasado puede agregar significado al proceso de nombrarlo y es una maravillosa manera de honrar a los miembros de la familia, incluso si no los llegaste a conocer.

# Día 92

**En este momento**
**¡Yo no me voy a portar así!**

Sin duda ya le estás prestando mucha más atención al comportamiento de las madres a tu alrededor. Probablemente ya tengas algunas ideas sobre cómo criarás a tus hijos para que sean educados; por ejemplo, tu hijo nunca:

- hará un berrinche en la tienda (sólo los niños malcriados hacen eso);
- comerá galletas en la tienda (va a comer zanahorias);
- tomará azúcar ni beberá jugo (sólo tomará agua o leche);
- se acostumbrará al chupón (será un niño muy seguro).

Y jamás le dirás a tu hijo: «Si no te subes al carrito del súper me voy a ir. Está bien, ya me voy. En serio me voy a ir. Mira, ya saqué mis llaves. Las estoy sacudiendo. Ya me voy…».

**Toda la verdad y nada más que la verdad**
**Lo que las mamás opinan de tu plan**

¡Buena suerte!

**Consejos desde las trincheras**
**Considera mantenerte callada**

«Si yo fuera tú, me guardaría mis grandes planes de crianza, en especial frente a las madres con hijos pequeños. Tal vez serás esa mamá en un millón que sigue haciendo su propia comida orgánica después de la tercera vez y que realmente no usa las paletas de dulce como herramienta de enseñanza. Pero, por otro lado, todavía no has salido de compras con un niño pequeño».

Lisa, mamá de Harris y Brian

## Día 91

### Cómo visualizar a tu bebé

Para este momento, tu bebé pesa como 900 g y mide 25 cm de largo de la coronilla a las nalgas, y de 35 a 38 cm de los pies a la cabeza, lo cual es más o menos 2.5 cm más grande que una muñeca Barbie o un Ken. Tu bebé está casi completamente desarrollado, incluso tiene pestañas. Su sistema inmunológico se está desarrollando rápidamente; y eso es una buena noticia porque en cuanto salgas a la calle con el bebé te horrorizará ver cuánta gente estornudará o toserá cerca de él.

### Lista de pendientes
#### Considera una última vacación o escapada de fin de semana

Tal vez ésta sea tu última oportunidad de viajar a alguna parte y disfrutarlo. En un mes más no vas a querer alejarte de casa, por si acaso. Además, estarás ya demasiado gorda y cansada para divertirte. Piénsalo, ya que llegue el bebé no irás a ninguna parte de vacaciones a solas con tu pareja, al menos por varios meses.

### Toda la verdad y nada más que la verdad
#### ¡Es posible que no te dejen subir al avión!

Tal vez quieras viajar en carro. Algunas aerolíneas tienen restricciones sobre las pasajeras embarazadas. Si vas a volar y tienes una gran panza, necesitarás una constancia del médico o de la partera para poder subirte al avión. En algunas aerolíneas no te permitirán volar en los treinta días anteriores a tu fecha probable de parto o después de la semana 32 sin una constancia del médico.

Llama a tu aerolínea y pregunta por las restricciones. Si te ves con más semanas de las que tienes, tal vez te detengan y te hagan preguntas, así que de todas maneras es buena idea tener una constancia del doctor.

# Día 90

## Por órdenes de la doctora
### Viajar en avión es seguro, pero...

«Por lo general puedes viajar sin problemas hasta la semana 34, pero incluso ahora los viajes pueden ser incómodos debido a tu talla y la hinchazón que puedes presentar. Las mujeres embarazadas tienen un mayor riesgo de tener coágulos, en especial si están inmóviles, así que es importante que recuerdes levantarte y caminar por el pasillo al menos diez minutos por cada hora de vuelo. De aquí en adelante, la verdadera pregunta es: ¿volar es absolutamente necesario? Si lo es, entonces toma todas las precauciones. Consulta con tu doctor antes de irte y averigua exactamente la localización del hospital más cercano con la mejor tecnología médica».

K. N.

## Toda la verdad y nada más que la verdad
### Es posible que empieces a sentir miedo o que éste se intensifique

Tal vez el miedo a que no te permitan subirte a un avión no sea tu único temor en estos días. Conforme termina tu segundo trimestre y empieza el tercero, la realidad comienza a hacerse sentir. Miras tu estómago, conoces más o menos el tamaño de tu vagina y tal vez estés pensando: «De acuerdo, por ahí saldrá un bebé. Eso va a doler». Esto es bastante inquietante, pero no es lo mismo que pensar: «No lo voy a poder hacer» o «No tengo la fuerza para soportarlo».

La labor de parto es algo que no conoces, y lo desconocido, aunque en verdad nos interese llegar al resultado final, da miedo. Estar asustada no significa que no lo lograrás, que no lo soportarás o que no podrás tener una experiencia positiva. Simplemente estás siendo honesta contigo misma.

# Día 89

## Consejos desde las trincheras
### Está bien sentir miedo

«Más que nada, no permitas que nadie te diga que no hay nada que temer, o que, si sientes miedo, es porque tienes algún problema. El dolor asusta, y pasar por cualquier tipo de procedimiento médico, incluido un parto, siempre es algo desconocido, incluso si ya has parido antes. ¿Te harías una apendectomía sin sentir ni siquiera un poco de temor?».

Dana, mamá de Elsa y Maya

## Cómo manejar tu miedo

Comprende que conforme te vayas acercando al final de tu cuenta regresiva estarás más y más dispuesta a entrar a la labor de parto. Para ese momento ya estarás harta. Ya sea que esa valentía sea auténtica o no, se siente como si lo fuera llegada la hora y eso es lo que cuenta.

No te guardes tus miedos por temor a que te juzguen o te consideren una debilucha; asegúrate de ser abierta y honesta con tu pareja y con tu doctor o partera. Saber sobre el proceso e informarte con profesionales de la medicina te ayudará a sentir menos temor.

Busca la compañía de alguna amiga positiva que te apoye y que haya pasado por el parto para que te dé ánimos y te aconseje.

Sobre todo, recuerda: el miedo al parto es universal en Embaracilandia.

# Día 88

## Por órdenes de la doctora
### Ten fe

«Es importante entender que el miedo a lo desconocido es mucho mayor que el dolor en sí. La buena noticia sobre los dolores de parto es que no empiezan súbitamente con dolores graves, repentinos e intensos. Por lo general empiezan con unas contracciones leves y erráticas; me gusta llamarlas contracciones de práctica, porque te ayudan a irte haciendo a la idea. Con el tiempo, si estás en labor de parto, las contracciones se harán más regulares e intensas. Te asustará su intensidad pero, si cuentas con apoyo a tu alrededor y usas tus técnicas de respiración, podrás manejarlas».

K. N.

## Toda la verdad y nada más que la verdad
### Olvídate de tus antepasadas

En tus primeras 20 semanas de embarazo es fácil pensar: «Puedo hacer esto de manera natural; las mujeres de antes lo hacían, así que yo también puedo».

Entonces tu panza empieza a crecer y crecer y tal vez reconsideres: «¡Sí, pero a esas antepasadas también les arrancaban los dientes después de tomar un trago de whisky para aliviar el dolor!».

Si tienes dudas, eres una de esas embarazadas con el molesto calificativo de «n», o sea, normal. Así que es de esperarse algo de incertidumbre. ¿Por qué no dejar abiertas tus opciones para los analgésicos? No quiere decir que seas una debilucha o que no estés en contacto con el poder de tu cuerpo. Simplemente, estás enfrentando con honestidad una situación desconocida. No tienes que decidir nada por el momento y es perfectamente válido cambiar de opinión, incluso hasta el último momento.

# Día 87

### Por órdenes de la doctora
### Conoce tus opciones de analgésicos desde ahora

«Con frecuencia, saber qué opciones tienes para aliviar el dolor contribuye a reducir tu ansiedad. Existen medicamentos si los necesitas o los quieres. Tu clase de enseñanza para el parto deberá darte una buena noción de cuáles son tus alternativas, pero de todas maneras es importante discutir tus opciones con el médico de manera anticipada. El doctor podrá darte información más específica sobre los medicamentos para controlar el dolor que se pueden administrar en cada etapa del trabajo de parto».

K. N.

### Consejos desde las trincheras
### ¿Qué hubiera elegido una de nuestras antepasadas?

«Siempre me he preguntado sobre qué hubieran elegido esas antepasadas que siempre se mencionan cuando se habla de los analgésicos, ¿hubieran permitido que les pusieran la anestesia epidural? Estoy segura de que hubieran dicho: "¡Al diablo con esto, pónganme la epidural!"».

Kate, mamá de Julia y Ellie

### En este momento
### Hablando de alivio del dolor

Tal vez hayas escuchado que la Madre Naturaleza le da a las embarazadas una hormona que les ayuda a olvidar el dolor del parto. No es verdad. Lo que sí nos da es una buena dosis de endorfinas (que podemos aumentar con el ejercicio) y esto es lo más parecido que existe a la hormona de la felicidad. Las endorfinas pueden ayudar a disminuir el dolor y la tensión del parto. Después del nacimiento, los niveles de endorfinas descienden drásticamente, por lo general el mismo día que tu pareja regresa al trabajo, en el momento justo en que escuchas que se cierra la puerta y te das cuenta: «¡Me quedé sola con el bebé!».

# Día 86

### Consejos desde las trincheras
### Mejor que las hormonas

«No creo que en realidad olvides el dolor del parto sino que ya que tienes a tu bebé, lo quieres tanto que el dolor parece un precio pequeño por pagar; por eso estamos dispuestas a pasar por lo mismo de nuevo».

April, mamá de Daisy y otro en camino

### Cómo respirar para relajarte

Practicarás tu respiración para el parto con anticipación pero, por ahora, también puedes utilizar la respiración simplemente para relajarte y liberar la tensión. Las respiraciones profundas en el estómago, más que en el área alta del pecho, son muy relajantes.

Siéntate en silencio y cómodamente con la mano sobre el vientre. Si tienes la nariz destapada, respira por ahí y exhala por la boca; si no, solamente inhala y exhala por la boca. Mientras respiras, intenta sacar el vientre lo más que puedas. No permitas que tu respiración se quede en tu pecho, haz un esfuerzo consciente para pasarla hacia abajo. Imagina que tu respiración está llenando tu cuerpo y limpiándolo. Haz esto durante varios minutos, varias veces al día, y realmente te sentirás mejor y más calmada.

### En este momento
### ¡Es tiempo de celebrar el final de tu segundo trimestre!

Distráete de tus miedos, tus dolores y tus molestias. Sal a cenar en grande con tu pareja. A diferencia del final del trimestre pasado, probablemente no tengas problemas al comer. Haz avanzado mucho y ahora tu panza lo demuestra.

# Día 85

**Cómo mantener tu vocabulario de embarazada fresco
a pesar de que te sientas todo menos fresca**

¿Sabes que ahora eres una mujer *grávida*? También ahora estás en un estado de *fecundación*, gracias a tu *feracidad*, que es algo muy distinto a tu ferocidad.

Conforme das inicio al tercer trimestre de tu cuenta regresiva (¡viva!), tal vez estés fastidiada ya de las palabras *embarazada* y *embarazo*. Dependiendo de cómo te sientas, quizá también ya estés harta de *estar* embarazada. Al menos puedes mantener tu vocabulario frésco. Aquí te daré algunos sustitutos de la palabra *embarazo* que quizá no habías considerado:

> Abundancia, copiosidad, evolución, fecundidad, feracidad, gestación, preñez, gravidez, capacidad, plenitud, potencia, productividad, proliferación, madurez, riqueza, situación.

Ahora puedes decirle a tu jefe: «Debido a mi potencia y mi productividad, por no mencionar mi constante proliferación, el informe saldrá una semana tarde».

**En este momento**

**¿Qué tan grande es tu «copiosa y abundante fecundidad»?**

En este día, el último del segundo trimestre, tu bebé pesa poco más, poco menos que 1 kg.

¿Lo ves? No todo el peso lo tienes tú.

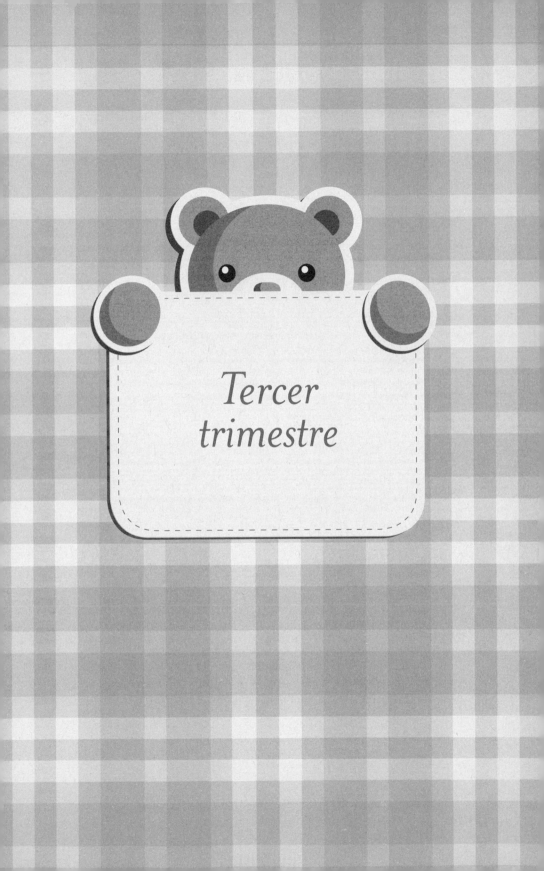

Tercer
trimestre

# Día 84

## Toda la verdad y nada más que la verdad
### De malas, voluminosa y con comezón

Además del constante crecimiento y desarrollo de tu bebé, el tercer trimestre tiene básicamente un propósito: hacerte sentir tan incómoda, tan harta, tan cansada, tan adolorida, tan malhumorada, con tanta comezón y tan fenomenalmente gigantesca que harías cualquier cosa para sacar a ese bebé, incluso lo empujarías para que saliera por ese lugar donde antes un tampón se sentía *grandísimo*. Ésta es la manera en que la Madre Naturaleza te inspira hacia el final de tu embarazo, aunque hayamos pasado los ocho meses anteriores pensando: «A ver, explíquenme de nuevo, ¿cómo es que esto se supone que va a suceder?».

## ¡Alerta!, prepárate para esperar
### Llegar a la semana 32

Naturalmente llegar a tu fecha probable de parto es la meta de tu cuenta regresiva pero, antes de ese día maravilloso, alcanzarás otra fecha: la semana 32. Esta marca es cuando todas las mujeres embarazadas pueden dar un respiro de alivio. A partir de la semana 32, aunque inicies con parto prematuro, lo más probable es que tu bebé esté bien. En la semana 37, tu bebé es considerado de término. ¡Así que ya casi llegas!

## En este momento
### Probablemente estés considerando...

...si 37 semanas se considera término, ¿por qué no termina ahí el embarazo? ¡Buena pregunta!

Respuesta: ¡Porque el embarazo no es justo!

En realidad, la razón es que aunque se considera que tu bebé está completamente desarrollado y ya es viable fuera del útero, todavía necesita tiempo para ganar peso y desarrollar más sus pulmones y sistema inmunológico.

# Día 83

**En este momento**

El embarazo todavía es disfrutable, al menos a veces

Tu tercer trimestre no se trata exclusivamente de colmarte del deseo de *que ya se termine este embarazo*. Sí, tendrás muchas molestias y dolores, pero ahora que apenas está iniciando, probablemente todavía te sientas bastante bien y con energías. Habrá algunos momentos maravillosos: tu *baby shower* y decorar el cuarto del bebé. También tendrás la ventaja de poder quejarte todo lo que quieras, y cada día te acercas más y más al final de tu cuenta, la fecha probable de parto y, eventualmente, a tu hermoso bebé.

**Por órdenes de la doctora**

Considera la acupuntura

«La acupuntura es una manera fantástica de manejar el estrés y de aliviar algunos de los dolores y molestias del embarazo. Asegúrate de que tu acupunturista esté familiarizado con el embarazo, porque ciertos tratamientos podrían inducir el parto. Algunos estudios han demostrado que la acupuntura incluso puede ayudar a que se voltee un bebé que viene de nalgas».

K. N.

**Lista de pendientes**

Explora la hipnosis

La hipnosis para el parto no es algo que se limite a las celebridades de Hollywood. Esta técnica de relajación profunda autoinducida ha demostrado cada vez ser más efectiva en diversos procedimientos médicos, incluyendo el parto. Si quieres más información, hay muchos libros y discos compactos disponibles. Pregunta en tu librería más cercana.

# Día 82

**En este momento**
### Tal vez hayas escuchado hablar de los planes de parto

Dicho con palabras simples, el plan de parto es una lista escrita de lo que deseas para tu experiencia de parto. Detalla en una carta o lista cómo deseas que se manejen ciertas situaciones, como la inducción o los analgésicos. Los planes de parto pueden ser generales o muy específicos, incluyendo detalles como tu preferencia respecto a la iluminación de la habitación o si deseas que tu pareja corte el cordón umbilical.

**Lista de pendientes**
### Lee muestras de planes de parto

Aunque no tengas la intención de escribir uno o decidas que no lo necesitas, es buena idea leer algunos ejemplos de planes de parto. Te mostrarán qué puedes esperar durante el parto y el nacimiento. Conocer tus opciones puede ayudarte a descubrir lo que será importante para ti durante el nacimiento. Tal vez también encuentres nuevos temas que tratar con tu doctor.

**Consejos desde las trincheras**
### Pero no sabes cómo será el parto en realidad

«Me parece que es difícil elaborar un plan de parto para tu primer bebé. ¿Cómo sabes cómo te vas a sentir? La mayoría de las madres que tiene planes de parto los usa para su segundo bebé».

Josie, mamá de Sarah

# Día 81

## Por órdenes de la doctora
### No hay garantías

«Es común que entre doctores y enfermeras se bromee sobre la percepción de que las mujeres con los planes de parto más detallados (es decir, la mujer que quiere que haya muy pocas intervenciones médicas) irónicamente siempre terminan necesitando una cesárea. Esta percepción, sea o no verdadera, es injusta para las mujeres. Durante mucho tiempo, las mujeres no tuvieron el control y se realizaron intervenciones innecesarias a las parturientas. Un plan de nacimiento, independientemente de su longitud, es la única forma en que una mujer puede dejar claros sus deseos.

»Acércate al plan de parto como una forma de expresar tus necesidades y deseos más importantes, tales como: «Ya sea que tenga una cesárea o un parto vaginal, si el bebé está bien, quiero amamantarlo tan pronto como sea posible» o «Me gustaría evitar los analgésicos el mayor tiempo posible, porque es importante que pueda caminar». Discute estas necesidades con tu pareja y con tu médico, porque no siempre conocerás al doctor o partera que te atenderá durante el parto».

K. N.

## Consejos desde las trincheras
### ¡Si no, dilo!

«Creo que los planes de parto son importantes, pero también es importante que las mujeres que nunca han parido entiendan que tampoco es que se vayan a quedar mudas en el momento que estén dando a luz. Incluso cuando tengas mucho dolor, puedes decir: "¡no!" o "esperemos"».

Shelly, mamá de Emma

# Día 80

### Cómo aterrizar tu plan de parto a la realidad

Si decides redactar un plan de parto y vas a dar a luz en un hospital, no te olvides de las enfermeras. Serán tu primera línea de contacto; necesitarás tener una buena comunicación con ellas. Considera poner en el primer párrafo de tu plan de parto: «Me gustaría intentar hacer las cosas que he detallado aquí en el entendido de que es posible que no sucedan. Si ése es el caso (y exceptuando cualquier emergencia médica) me gustaría que una enfermera me ayude a comprender cuáles son mis opciones y alternativas y que me aconseje».

Empezar con una declaración positiva como ésta muestra que, aunque tienes tus propias ideas, estás abierta a comunicarte con las enfermeras. Es bueno mostrarles que respetas sus conocimientos y experiencia. Y si te conviene tener a alguien de tu lado durante el parto, esa persona es tu enfermera.

### Consejos desde las trincheras
Un plan de parto muy sencillo

«Mi plan de parto es corto y sencillo: planeo tener tan poco dolor como sea posible».

Rosemary, a cuarenta y cinco días de la fecha de parto

### Lista de pendientes
Habla con quien te ayudará en el parto sobre cuáles son tus deseos.

Si no sientes que sea necesario tener un plan de parto, pero tienes ideas firmes sobre los medicamentos para el dolor o cuánto tiempo estarás dispuesta a permanecer en labor de parto antes de que te induzcan, entonces habla con quien te acompañará. Es posible que esta persona sea tu esposo o una amiga, y él o ella te ayudará a comunicar a tus enfermeras tus deseos durante el parto.

# Día 79

## Consejos desde las trincheras
### Tres experiencias positivas

«Tengo tres bebés y creo que la razón por la cual tuve en cada ocasión una experiencia positiva fue que mantuve una buena relación y comunicación abierta con mi doctor».

Allison, mamá de Katie, Abby, Johnny y otro en camino

## En este momento
### Sé consciente de que no es posible fracasar

Lo más importante del plan de parto es mantenerse flexible. Podemos imaginarnos cómo transcurrirá nuestro parto para que después suceda lo opuesto. Es posible que tu bebé venga de nalgas, que desarrolle alguna complicación de salud, que tu trabajo de parto se extienda por tres días. Si el latido del corazón de tu bebé de pronto se desacelera y necesitas una cesárea, no tendrás el control.

No sabes cómo será el parto, incluso si ya tuviste tres hijos. Cada bebé y cada parto son únicos.

La conclusión: ninguna mamá que eventualmente sale del hospital con su bebé ha fracasado.

## Toda la verdad y nada más que la verdad
### Indudablemente, la Madre Naturaleza adoptó niños

Mientras más piensas en el trabajo de parto y el nacimiento en este trimestre, más te convences de que seguramente la Madre Naturaleza adoptó niños. Seguro no experimentó esto de primera mano, si no, ¿por qué motivo haría el embarazo así?

# Día 78

**Lista de pendientes**
**Pregúntale a tu doctor qué puedes esperar**

En el tema del parto y el nacimiento hay muchas cosas que están fuera de tu control, pero puedes conservar una sensación de control emocional informándote acerca de los procedimientos de rutina, como la inducción, y siendo realista sobre lo que puedes esperar. Asegúrate de hablar con tu doctor sobre estas cosas y sobre cualquier otro procedimiento que puedas tener:

- **¿Me rasurarán?** Cada vez es menos frecuente que los doctores requieran que te rasuren aunque en algunos casos, si tienes una cesárea, puede ser que se haga.

- **¿Cuál es la política de inducción si se rompe la fuente?** Muchos doctores, por temor a la infección, inducirán el parto en un periodo de 24 horas tras la ruptura.

- **¿Cuál es la política sobre el monitoreo fetal?** Algunas mujeres prefieren que no les limiten el movimiento durante la fase activa del trabajo de parto y esto puede dificultarse con un monitoreo fetal constante.

- **¿Me permitirán comer?** La mayoría de los doctores quiere que tengas el estómago vacío porque la digestión no funciona bien durante el trabajo de parto. Algunos permiten caramelos y trocitos de hielo.

- **Además de la anestesia epidural, ¿qué otros analgésicos hay disponibles?** ¿Puedo tener una epidural ambulatoria? (Este tipo de anestesia es la más reciente y te permite sentir y mover las piernas). ¿Cuáles son los posibles efectos secundarios de cada medicamento?

- **Si necesito una cesárea, ¿cuáles serán las restricciones durante el procedimiento?** ¿Podrá entrar mi pareja o tendrá que salirse? Para más detalles sobre las cesáreas consulta los días 28 a 22.

## Día 77

### En este momento
### ¡Tienes 29 semanas de embarazo!

En este momento, tu doctor o partera probablemente empezará a verte cada dos semanas para revisarlos a ti y a tu bebé.

Y hablando del bebé, mide unos 42 cm de la cabeza a los pies y pesa aproximadamente 1 kg. A lo largo de los siguientes tres meses, tu bebé triplicará su peso o más. Un embarazo a término considera que el peso promedio de un bebé nacido en los Estados Unidos debe de ser de 3.4 kg.

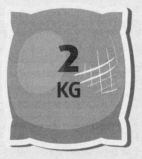

### Por órdenes de la doctora
### ¿Cómo se determina el peso de tu bebé?

« Te comentaré algo que tal vez te sorprenda. A pesar de toda nuestra sorprendente tecnología, los doctores calculan el peso del bebé en el tercer trimestre palpando tu abdomen y comparando el tamaño fetal con una bolsa de azúcar de 2 kg. Aunque no lo creas, los residentes de obstetricia perfeccionan esta habilidad practicando en pacientes en labor de parto. Cuando nace el bebé, confirman si tenían o no razón».

K. N.

# Día 76

**Toda la verdad y nada más que la verdad**
¿Qué tanto más voluminosa vas a ponerte?

En promedio, puedes esperar subir otros 450 g por semana. Recuerda, parte de esto serán fluidos. Pero si haces los cálculos y te percatas de que ya subiste más de 18 kg, habla con tu médico y asegúrate de que ambos estén de acuerdo con el peso que tienes.

**En este momento**
Aprende a estar en cuclillas

Aunque es buena idea hacer ejercicio mientras puedas, si no te sientes con la energía para una sesión de cardio, puedes hacer otros ejercicios, como aprender a estar en cuclillas, para prepararte para el parto. Si te pones en cuclillas durante el parto, con ayuda, esto abrirá tu pelvis y le dará más espacio al bebé para que descienda al canal del parto. Utilizar la pared como apoyo es una excelente manera de practicar en casa. Simplemente párate con la espalda recargada contra la pared y tus pies separados a la altura de los hombros, deslízate hacia abajo hasta que estés en una posición similar a estar sentada en una silla, descansa las manos en tus muslos y cuenta hasta tres, vuelve a subir; repite y avanza gradualmente hasta que llegues a 5 o 10 repeticiones. Cuando ya hayas adquirido fuerza, puedes intentarlo sin la pared, pero ten siempre una silla o puerta cerca para que te puedas sostener en caso de que pierdas el equilibrio. Incluso puedes descender hasta un banco para que sea más fácil ponerte de pie.

# Día 75

### ¡Alerta!, prepárate para esperar
### ¡Una ventaja del tercer trimestre!

Finalmente, una cosa divertida de Embaracilandia: pronto tendrás un *baby shower*. Habrá regalitos para el bebé y pastel…, por supuesto que estás emocionada. La mayoría de las embarazadas tiene su *baby shower* en el tercer trimestre, por lo general uno o dos meses antes de la fecha probable de parto.

### Lista de pendientes
### Repasa la etiqueta de los *baby showers*

Según los manuales de modales, los parientes no deben organizar los *baby showers* porque se considera grosero pedir regalos para alguien de tu propia familia. Podría parecer como una fiesta de búsqueda de regalos y, aparentemente, es preferible que una amiga haga este tipo de petición. En estas épocas más relajadas en lo que respecta a la etiqueta, muchas mujeres eligen obedecer lineamientos más actualizados y no tan rígidos. ¿A quién le importa quién organice el *baby shower* siempre y cuando todos se diviertan?

### Toda la verdad y nada más que la verdad
### Tal vez te sientas supersticiosa

A muchas mujeres les parece extraño tener un *baby shower* antes de que llegue el bebé, ya sea por creencias culturales o porque algunas sienten que es como echarse la sal. Si éste es tu caso, organiza el *baby shower* para después del nacimiento. Una de las ventajas de esta fiesta: si no estás amamantando, puedes tomarte una copa de ponche con alcohol; si estás amamantando, puedes comerte dos pedazos de pastel y nadie dirá nada. Además, ya sabrás qué cosas realmente necesitas para ese momento.

# Día 74

## Cómo mantener la paz

A menos que sea un evento «sólo para amigas», si tienes más de un *baby shower*, invita tanto a tu madre como a tu suegra a cada evento que te hagan: ¡no querrás herir sus sentimientos!

## Lista de pendientes
### Compra una caja de tarjetas

De esta manera puedes permitirle a todas las mujeres de la habitación que te den sus mejores consejos sobre el parto y el cuidado de los recién nacidos, tal vez así se les quite un poco las ganas de darte todas las recomendaciones en persona y puedas comer en paz.

Antes de abrir los regalos, pídele a tus invitadas que escriban sus consejos, dales las tarjetas y plumas y encárgale a una amiga que las recoja. Tal vez te den muy buenos consejos; puedes ponerlos en un álbum o guardarlos con los recuerdos de tu bebé.

## Consejos desde las trincheras
### Que sea breve

«Después de tener un *baby shower* y de haber organizado otro, mi consejo es que la organizadora debe hacer que sea de poco tiempo y sencillo. A diferencia de las despedidas de soltera, los *baby showers* son agotadores, en especial hacia el final de tu tercer trimestre. Para el *baby shower* de mi hermana, les dimos de comer a los invitados en cuanto llegaron y ella abrió los regalos mientras comían (ella ya había comido). Todo tardó dos horas de principio a fin, y creo que eso es más o menos el tiempo que la gente quiere estar en un *baby shower*».

Michelle, mamá de Elizabeth

# Día 73

## Cómo hacer la lista de regalos para tu *baby shower*

Como probablemente ya descubriste, cuesta una verdadera fortuna equipar tu casa, el cuarto del bebé, el automóvil, el cuarto de juegos, la cocina, el baño y la recámara con lo último en equipo y cosas para bebé.

¡Que vivan los *baby showers* y las listas de regalos que te permiten que te regalen lo que realmente quieres! Te presento cuatro preceptos que deberás tener en mente al hacer tu lista:

1. **Ve con una lista o un plan armado.** Si no tienes una idea clara de lo que quieres, tal vez te vuelvas loca cuando llegues a la tienda. Antes de hacer la lista, busca en línea qué cosas quieres o recorre algunas tiendas un par de días antes.

2. **Piensa en las cosas que realmente necesitas ahora.** Sin duda puedes pedir una periquera, pero no la necesitarás hasta después de un tiempo. Esto también ocurre con la sillita con gimnasio, los bebés no pueden utilizarla hasta que sostengan la cabeza.

3. **Que te acompañe otra mamá para que te dé consejos expertos e ideas sobre las cosas que no deben faltarte.**

4. **Asegúrate de que la persona que organiza tu *baby shower* sepa dónde hiciste la lista para que pueda decirles a los invitados el nombre de la tienda.**

## Consejos desde las trincheras
### Nada de sorpresas, por favor

«Creo que los *baby showers* sorpresa son una mala idea. ¿En verdad quieres asustar a una mujer embarazada un mes antes de que dé a luz?».

Karen, mamá de Jenna

# Día 72

**Cómo abrir los regalos del baby shower**

Sí, has asistido a cientos de *baby showers*, pero ¿realmente le has prestado atención al procedimiento de la apertura de regalos? No tanto, ¿verdad? Aquí te presento una guía:

1. Tienes que mostrar cada regalo para que todas puedan hacer: «Aaaah» y «Oooh».
2. Cuando un regalo esté duplicado, di: «Qué bien, quería dos para poder tener uno en la casa de mi hermana o de mi mamá o de mi suegra».
3. Empieza a abrir los regalos lo antes posible. A diferencia de tu despedida de soltera, probablemente ya estarás agotada y exhausta. Es más difícil abrirlos cuando estás embarazada así que asegúrate de tener suficiente tiempo.
4. Pídele a alguien que por favor apunte todo por ti. Recuerda, tu cerebro está impedido por el embarazo.
5. Puedes levantar un regalo como, por ejemplo, una tina para bebé, y decir: «Éste es para mi esposo, él será el encargado del baño, ja ja», aunque todos en la habitación sepan que te engañas a ti misma.
6. Corta el pastel desde el principio, así tendrás fuerza para continuar.

**Lista de pendientes**
**Cómprale un regalo a la anfitriona**

Técnicamente no tienes que llevarle algo a quien te organice el *baby shower*, pero es un gesto amable. El regalo perfecto es un detalle atento y no muy caro, así que un ramo de flores nunca falla: puedes enviarlas antes o después del gran día o simplemente llevarlas en persona. (Los escritores de los manuales de etiqueta se sentirán orgullosos de ti).

# Día 71

## Toda la verdad y nada más que la verdad
### ¡Te sentirás emboscada!

Así como en las últimas semanas la gente se te acerca para tocarte la panza, para contarte las historias de sus anestesias epidurales que nunca funcionaron, o simplemente para deleitarte con historias de bebés que no durmieron por tres meses seguidos, también es posible que tu *baby shower* sea un festival de manos que llegan a tu abdomen y de historias de terror. Tu mejor estrategia: que una amiga o pariente interfiera cuando la tía Betty te arrincone o cuando la conversación se desvíe hacia el tema del tamaño de sus episiotomías por tener hijos gigantes.

## Lista de pendientes
### Guarda un pedazo de pastel

Una idea linda: toma una rebanada de pastel de tu *baby shower* y congélala. En el primer cumpleaños de tu bebé, descongélala, ponle una vela y cómetela para celebrar esta maravillosa ocasión con tu bebé: su primer año de vida.

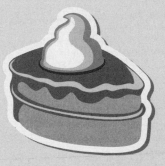

## Consejos desde las trincheras
### Nunca sabrás qué resultará útil

«Me regalaron un calentador de toallitas húmedas en mi *baby shower*. En ese momento pensé que era un desperdicio y estuve a punto de regresárselos. Pero ahora, me he percatado de que una toallita tibia a media noche equivale a menos llanto».

Patty, mamá de Sean y Max

## Día 70

**En este momento**
### ¿Qué le está pasando a tu bebé?

Tu bebé se hace más alto cada día. Esta semana pesa casi 1.4 kg y mide unos 43.2 cm de la cabeza a los pies. La próxima vez que vayas a la tienda, coloca un melón en la báscula, eso te dará una idea de cuánto es 1.4 kg.

Si ya tuviste tu clase de preparación para el parto, seguramente ya has estado practicando tus técnicas de respiración, y tu bebé también. Aunque sigue respirando líquido amniótico, está imitando los movimientos de la respiración para poder estar listo para el gran día. Sus pulmones continúan desarrollándose durante el tercer trimestre. En este momento, tu bebé puede incluso tener hipo, pero eso no es causa de preocupación, a veces esto se puede llegar a ver en el ultrasonido y es una señal de bienestar del feto.

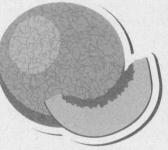

**Por órdenes de la doctora**
### Reconoce la hinchazón anormal

«La hinchazón de tus pies y piernas es común y normal y, por lo general, no representa ningún problema a menos que incluya también tus manos y rostro. Si tienes presión arterial alta y proteínas en la orina, además de la hinchazón, esto podría ser una señal de preeclampsia, una condición que solamente aparece en el embarazo. No se sabe cuál es la causa de la preeclampsia, pero ésta puede ser peligrosa si no se le detecta. Si te la diagnostican, tu doctor te estará monitoreando y te inducirá el parto antes de tiempo si las cosas empeoran. La mayor parte del tiempo el bebé y la mamá estarán sanos a pesar de esto».

K.N.

# Día 69

## Toda la verdad y nada más que la verdad
### La vorágine de los aparatos

¿Recuerdas cómo te obsesionaste —y mucho— con cada detalle de tu boda? Ésa fue la vorágine matrimonial.

Ahora estás entrando a una vorágine mucho más poderosa: la de los aparatos y equipo para bebés. A diferencia de tu boda —que ya terminó—, este remolino de consumo aún no ha terminado. Conforme tu hijo vaya creciendo, necesitará más aparatos y no hay manera de salir de esta trampa si ya te atrapó. Y dado que la mayoría de estos aparatos mantendrá al niño dormido, libre de gérmenes, cómodo, calientito, acurrucado y vigilado, te obsesionarás por conseguir los mejores, o al menos los mejores que puedas pagar. Simplemente haz tu mejor esfuerzo y que te consuele saber que todos los padres y madres también pasan por esto.

## Consejos desde las trincheras
### Nunca te rindas con un aparato

«Ésta es una de las cosas importantes que debes comprender sobre los aparatos para bebés como los columpios, las sillas que vibran, las sillas con gimnasio y todo lo demás: si pones a tu hijo en uno de éstos y grita, no te des por vencido, los gustos de los bebés cambian cada semana. Mi consejo: compra o pide prestados todos los que puedas e intenta usarlos todos; algo funcionará».

Clare, mamá de Annie y Grace

## Lista de pendientes
### Empieza de una vez a acumular las pilas

Absolutamente todos los artículos para bebé de hoy en día —desde los juguetes que cuelgan sobre la cuna hasta las sillas— vibran, se encienden, hablan, zumban, suenan o tienen música. No podrás creer la cantidad de pilas que requieren los aditamentos para bebés, y no sólo de un tamaño, necesitarás de todos los tipos. Empieza a comprarlas.

# Día 68

## Toda la verdad y nada más que la verdad
### Seducida por los aparatos

Te sorprenderás cuando veas que existen demasiados aparatos que «debes» tener. Pero, si tu presupuesto es limitado, lo importante es que recuerdes que la mayor parte de estos aparatos y equipos no son realmente *necesarios*. Que los *quieras* es otra cosa. Lo único que realmente necesitas de inmediato, además de lo básico como pañales, trajecitos de una pieza y mantas, es un asiento de auto para bebé y un moisés. Es válido también esperar para ver lo que irán necesitando.

## Cómo conservar la perspectiva

Como nos recuerda el escritor Dave Barry, no siempre tuvimos todas estas cosas para los bebés:

«Cuando yo nací, durante la presidencia de James K. Polk, los bebés no necesitaban muchas cosas. Teníamos nuestra manta y ya… Con suerte, tal vez teníamos una sonaja, que debíamos conseguir después de cazar una víbora de cascabel viva con nuestras propias manitas; además, en aquellos días, nos cambiábamos solos los pañales».

## Consejos desde las trincheras
### Monitores para bebés

«Siempre recuerda: cuando el monitor esté encendido, alguien que esté cerca con su propio monitor encendido podría estar escuchando todo lo que digas en tu propia casa».

Tracy, mamá de Jake, Paul y Shannon

# Día 67

## Lista de pendientes
### Compra la combinación de asiento de auto para bebé y carriola

Imaginemos el peor escenario: tu bebé nacerá pronto, tienes poco dinero, vives en un espacio pequeño y tú y tu pareja son hijos únicos de unos padres que fueron hijos únicos. Además, acaban de mudarse y no tienen ningún amigo que les compre regalos. ¿Qué artículo deberías comprar?

**Respuesta:** una buena carriola con un asiento de auto integrado para bebé. Éstas son las razones:

- **Necesidad:** necesitas el asiento de todas maneras. En algún momento saldrás de la casa con tu bebé.
- **Conveniencia:** simplemente lo sacas de la carriola y lo metes al coche.
- **Versatilidad:** los bebés casi siempre se duermen en sus asientos para auto. Y, en caso de desesperación, el asiento puede servir para tranquilizar al bebé y dormirlo meciéndolo con suavidad. O puedes también sentarte y mover la carriola de adelante para atrás. (Sólo no lo hagas cerca de las escaleras).

## Consejos desde las trincheras
### Haz que sí funcione

«Nuestra hija sólo dormía en su asiento para el auto. Odiaba dormir acostada y de lado, probablemente prefería estar elevada. Entonces, hicimos lo que haría cualquier padre o madre con falta de sueño: la pusimos en su asiento dentro de la cuna y finalmente todos pudimos dormir un poco».

Susan, mamá de Esther y Sophie

# Día 66

## Consejos desde las trincheras
### Toallas de baño para bebés

«Las toallas para bebé con gorrito que venden en el mercado no valen la pena: son demasiado pequeñas y no absorben nada. Yo hago las mías: compro una toalla normal y le coso un gorrito en medio. De hecho, las hago también como regalos para mis amigas y les encantan».

Bethany, mamá de Milo y Meena

## Cómo asegurarte de que las cosas que compres sean seguras

El sitio web de la Comisión de Seguridad de Productos para el Consumidor de los Estados Unidos (http://search.cpsc.gov) es un sitio obligado que todo padre y madre cautelosos deben visitar. Esta comisión se encarga de garantizar la seguridad de los productos disponibles para los consumidores en los Estados Unidos, incluidos los productos para los bebés. Tienen muchas publicaciones gratis disponibles sobre artículos para bebés, lineamientos de seguridad y productos retirados del mercado.

Otra organización que vale la pena buscar en internet es Expertos en Seguridad Infantil (www.childsafetyexperts.com), pues proporciona lineamientos gratuitos, recomendaciones de productos y ligas que te permitirán tomar decisiones informadas sobre asientos para el coche y otros artículos importantes de seguridad.

## Toda la verdad y nada más que la verdad
### ¿Las cosas de segunda mano son seguras?

Es genial recibir cosas para el bebé de segunda mano, como columpios y carriolas. Pero de todas formas tendrás que revisar las recomendaciones de seguridad para confirmar que no las hayan retirado del mercado o que sean tan viejas que no cumplan ya con las características requeridas de seguridad.

# Día 65

**En este momento**
**Te estás preguntando si los columpios para bebé son seguros**

Aunque tal vez te maree a ti, a los bebés les encanta mecerse, a veces durante horas. Según la Clínica Mayo: «Con la adecuada supervisión, los columpios para bebé son adecuados tanto para los recién nacidos como para los bebés de nueve meses o para los que ya pesan 11 kg. El movimiento hacia adelante y hacia atrás del columpio puede tranquilizar a un bebé que llora y también puede ayudar a que un recién nacido se quede dormido. Muchos pediatras recomiendan a los papás poner en los columpios a sus hijos que padecen de cólicos. Este movimiento no tiene la intensidad necesaria como para perjudicar el cerebro del bebé».

**Lista de pendientes**
**Empieza la biblioteca del bebé**

Sería maravilloso que te regalaran algunos buenos libros, pero si no es así, empieza ya a adquirir la biblioteca de tu bebé. Los libros de hojas de cartón son una opción buena e indestructible para los bebés que eventualmente rasgarán y masticarán. Puedes empezar a leerle a tu bebé cuando tenga apenas unos cuantos meses de edad. Incluso si no entiende, es una buena forma de establecer la rutina para antes de dormir. Además, te gustarán tanto estos libros que los vas a leer sólo porque a ti te gustan:

- *Buenas noches, luna*, de Margaret Wise Brown
- *Adivina cuánto te quiero*, de Sam McBratney
- *La oruga muy hambrienta*, de Eric Carle
- *Oso pardo, oso pardo, ¿qué ves ahí?*, de Bill Martin Jr.
- *Buenas noches, gorila*, de Peggy Rathmann.

# Día 64

**Toda la verdad y nada más que la verdad**
Los bebés pasan mucho tiempo en sus pijamas

Aunque tal vez sientas la tentación de comprar mucha ropa linda o incluso pedirla en tu lista de regalos, *no lo hagas*. Como descubrirás en unos sesenta y cuatro días o algo así, los bebés son máquinas de hacer popó y vomitar. No necesitas cien prendas lindas de talla 0-3 meses para que las ensucie en un minuto. Lo que necesitas son cien mameluquitos, esas pijamas de una pieza en las que los bebés viven todo el día. Las únicas ocasiones en que lo vestirás con algo diferente será para las fiestas y las visitas al pediatra (para que no piense que eres el tipo de mamá que permite que tu hijo esté en su pijama todo el día).

**Cómo encontrar ropa genial para el bebé**

Bueno, eres humana. Tendrás que gastar al menos en uno o dos trajecitos lindos para el bebé. Si estás buscando cosas más allá de los tradicionales colores rosa y azul, internet es un excelente sitio para encontrar prendas alternativas. Puedes encontrar algún lugar divertido en línea donde vendan ropita *punk* y «gótica» para bebés. ¿Qué bebita no quiere verse maravillosa con una falda escocesa rosa a los tres meses? En algunos otros sitios en internet podrás encontrar ropa orgánica y kimonos para bebé.

**Consejos desde las trincheras**
Compra los calcetines integrados

«Si encuentras pantalones que ya vienen con los calcetines integrados, compra tres porque son difíciles de encontrar, probablemente porque las mamás ya compraron todos. Los bebés nunca conservan los calcetines en los pies y eso te volverá loca».

Renee, mamá de Steven y Anderson

## Día 63

### En este momento
### ¿Qué le está sucediendo a tu bebé?

En la semana 31 tu bebé pesa alrededor de 1.5 kg y mide unos 46 cm de la cabeza a los pies.

El sistema nervioso central del bebé controla cada vez más funciones corporales. En este momento, si expones a tu bebé a una luz brillante, sus iris se dilatarán, incluso en el útero.

### Toda la verdad y nada más que la verdad
### Respiraciones profundas en serio

Conforme vayas subiendo de peso, tal vez empieces a cambiar de color: de rosada a roja, probablemente debido al constante frotamiento de tu piel contra todo y a la comezón sin precedente que te cubre el cuerpo entero. Tal vez sientas que te falta el aliento y que tu corazón late con fuerza después de subir las escaleras. Quizá te preocupe el hecho de no estar respirando el suficiente aire, porque ¿qué le estará pasando a tu bebé? Pero el bebé está bien: obtiene todo el oxígeno que necesita de la placenta.

### Lista de pendientes
### Aprende sobre la *vernix caseosa*

La *vernix caseosa* es un término del embarazo que suena mejor de lo que significa en la realidad: es una sustancia blanca, grasosa, similar al queso, que ahora cubre todo el cuerpo de tu bebé. Esta capa protege su piel durante la larga inmersión en el líquido amniótico. También es resbalosa y le ayudará a salir por el canal de parto; si tiene suerte tendrá mucha *vernix caseosa*. Tal vez nazca con esta sustancia en la piel, lo cual ilustra otra de las profundas diferencias entre los recién nacidos de la televisión y los reales.

# Día 62

## Cómo acercarte a tu pareja

Arreglar la habitación del bebé es divertido. Es la única habitación de la casa de la cual tu pareja no se quejará si tiene que pintarla o si deben ir a buscar muebles. ¡Aprovéchalo! Ir de compras para el cuarto del bebé es también el momento en que tú no te quejarás por ir al Home Depot o la tienda de pinturas, así que es una gran oportunidad para acercarte a tu pareja.

## Lista de pendientes
### Compra alarmas contra incendios adicionales

Cuando vayas a comprar pintura y cortinas, es el momento ideal para comprar también suficientes alarmas contra incendios para tu casa. Necesitarás al menos un detector de humo en cada piso, afuera de las recámaras, ya sea en el techo o entre 15 y 30 cm por debajo del techo en la pared. Asegúrate de revisar las pilas cada año (el cumpleaños de tu hijo es un buen momento para recordarlo). Muchos padres ponen alarmas de humo dentro y fuera de la habitación del bebé, por si acaso.

## Consejos desde las trincheras
### Te encantará visitar la habitación de tu bebé

«Cuando terminamos la habitación del bebé, me iba para allá todo el tiempo. Varias veces al día me sentaba en la mecedora, mirando a mi alrededor y visualizando la vida maravillosa que me esperaba; fue una temporada muy linda. Trata de terminarla con bastante anticipación para que la puedas disfrutar antes de que empiece la acción».

Marianne, mamá de Patrick y Andy

# Día 61

## Toda la verdad y nada más que la verdad
### El engaño de la ropa de cama del bebé

Si bien es cierto que esos conjuntos de ropa de cama —protectores de barandal, móvil, rodapiés, sábanas, mantas, bolsa para pañales— que venden en las tiendas para bebés son muy bonitos y hay mucho de dónde escoger, antes de que inviertas en la compra de todo el conjunto considera que prácticamente nadie usa la bolsa para los pañales —es más fácil tenerlos apilados— y, por razones de seguridad, no puedes usar la mantita en la cuna al menos durante el primer año. Lo único que necesitarás son los protectores, dos o tres sábanas y un móvil.

## Cómo aprovechar tu linda mantita

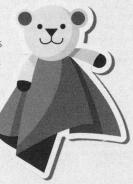

Si compras todo el conjunto con mantita no la guardes en el clóset. Ponle velcro de doble vista y colócala en la pared como una linda decoración para la habitación del bebé. Más adelante, cuando la uses como manta, tendrás que encontrar otro adorno, pero mientras tanto no se desperdiciará.

## Consejos desde las trincheras
### Locura de decoración

«La verdad es que tu primer bebé tiene una habitación hermosa y, para cuando tienes el tercero, a ese pobre bebé le toca dormir en el clóset por un año».

Esther, mamá de Bryant, Dashiel y Katherine

# Día 60

**Toda la verdad y nada más que la verdad**
¿La música realmente calma a los bebés?

Prácticamente todos los productos para bebés actuales tienen música. ¿Es un truco de *marketing*? ¿La música realmente calma a los bebés?

Según los científicos, la respuesta es afirmativa. En *Neonatal Network: La Revista de Enfermería Neonatal* se publicó que «la música tranquila con una armonía fluida, lírica y sencilla, de tonalidades suaves y ritmo simple (entre 60 y 80 tiempos por minuto) puede ayudar a estimular la respuesta de relajación».

**Cómo recrear los sonidos de tu vientre**

Si la música sirve para calmar a los bebés, ¿por qué no dar un paso más? El doctor Fred J. Schwartz del Hospital Piedmont en Atlanta, Georgia, descubrió que la música mezclada con sonidos del vientre —sangre que circula y el sonido del corazón— calmaba a los bebés inquietos. Incluso los padres se sienten más tranquilos con esos sonidos. Existen numerosos discos compactos en el mercado que combinan esa música con esos sonidos.

**Consejos desde las trincheras**
Una manera realmente simple de calmar a tu bebé

«Tal vez me acusen de anticuada, pero creo que la mejor manera de tranquilizar al bebé es recostarlo sobre tu pecho para que pueda sentir el latido de tu corazón y tu respiración. Eso me funcionó a mí».

Josie, mamá de Sarah

# Día 59

## En este momento
### ¡No se está moviendo mucho!

Para este momento, tu bebé está creciendo más y el espacio se le está acabando. Esto significa que la calidad de la actividad fetal de tu bebé podría cambiar y hacer que te preocupes. Todas las embarazadas se preocupan por esto. Las patadas y empujones fuertes ahora pueden convertirse en giros y rotaciones.

## Por órdenes de la doctora
### Cuenta las patadas

«Una buena manera de llevar el registro del movimiento de tu bebé es contar las patadas fetales. Elige una hora del día en la que tu bebé suele estar activo y cuenta cuánto tiempo le toma al bebé moverse diez veces; aproximadamente, esto ocurre entre treinta y sesenta minutos. Entonces, todos los días más o menos a la misma hora, asegúrate de que haga lo mismo en el mismo periodo de tiempo; de esta manera confirmarás que tu bebé está realizando sus actividades normales. A veces puedes encontrar que el bebé está en un ciclo de veinte a treinta minutos de sueño; si esto sucede, levántate, camina, come algo y vuelve a intentar. Es buena idea hacer esto durante un rato y, si surge cualquier duda sobre la actividad del bebé, puedes llamar al doctor. El movimiento fetal de tu bebé deberá permanecer activo en sus horarios habituales. No dudes en llamar a tu médico si te sientes preocupada».

K.N.

# Día 58

## Toda la verdad y nada más que la verdad
### El reposo en cama es difícil

Si por cualquier motivo terminas en reposo, necesitarás varios aparatos para ti: teléfono inalámbrico, televisión con DVD, muchos amigos que te visiten y, lo más importante, acceso a una computadora para poder terminar el resto de tu cuenta regresiva, o también puedes optar por la ruta no tecnológica y aprender a tejer o hacer crochet: puedes hacer la primera manta del bebé.

## Por órdenes de la doctora
### Por qué necesitas el reposo

«Existen diversas situaciones por las cuales tu doctor puede ordenarte reposo absoluto, como hipertensión del embarazo, preeclampsia o labor de parto prematura. La buena noticia sobre la labor de parto prematura es que si llegas a la semana 37, al fin podrás salir de la cama. Sin embargo, si tienes la presión alta o si tienes hinchazón en las manos y rostro además de proteínas en la orina, necesitarás descansar lo más que puedas hasta que entres en labor de parto. Si estás en reposo, intenta considerarlo como la última vez que podrás estar en cama sin hacer nada, ¡porque así será!».

K. N.

## Lista de pendientes
### Consigue mucho apoyo

Si estás en reposo, definitivamente querrás visitar www.sidelines.org. Sidelines es una organización que brinda apoyo a madres con embarazos de alto riesgo. Puedes obtener mucha información e incluso una «amiga telefónica» para que te ayude en esta difícil situación emocional.

# Día 57

## Cómo celebrar el que estés panzona

Considera salir a una cena romántica con tu pareja y después hacer un molde de tu panza.

Realmente es un molde de tu panza y tus senos porque te cubrirá todo el torso. Coloquen, tú y tu pareja, tiras de yeso sobre tu cuerpo (esto será lo más parecido al sexo que tendrás por un tiempo), cuando el yeso se seque y lo quites, ahí estará el molde de tu gran panza y senos preservados para la posteridad. Algunas mamás incluso lo pintan y decoran. Seguramente habrá una mamá orgullosa en alguna parte del mundo que tenga su molde colgado en la sala, pero tú puedes decidir dónde guardar el tuyo. Los paquetes para embarazadas que ya vienen listos para hacer el molde son seguros y los puedes conseguir en muchas tiendas de maternidad.

## En este momento
## Planea un «simulacro» de cómo sería estar con el bebé

Elaboren en pareja un simulacro de cómo serán las cosas cuando llegue el bebé. Su relación pasará por otro periodo de grandes adaptaciones (o sea: tal vez se vuelvan a odiar por un tiempo).

Un nuevo bebé puede ser una llegada muy esperada pero también es estresante. Tener un plan establecido para cuando llegue el bebé (es decir, para cuando todo se vuelva más confuso) tal vez sea útil y ayude a tranquilizarlos. Hablen sobre cómo quieren repartirse las responsabilidades cuando papá llegue del trabajo. ¿Se lo pasarás de inmediato? (¡Sí!). ¿Quién hará las labores domésticas? (¡Él!). Si le estás dando biberones, ¿se dividirán los turnos nocturnos? (¡Por supuesto!). Durante las primeras semanas, ¿podrá llegar papá a comer a la casa?, ¿salir temprano del trabajo? (Mejor aún, ¡no dejes que se vaya!).

# Día 56

### Cómo visualizar a tu bebé

De la cabeza a los pies tu bebé mide como 47 cm de largo. Eso explica por qué sientes que tienes un pie en las costillas. Probablemente sí tengas un pie o alguna otra parte de su cuerpo en las costillas. Tu bebé pesa como 1.8 kg, aunque tal vez tú sientas que pesa como 4.5 kg.

### ¡Alerta!, prepárate para esperar
### ¿Cuándo se terminará todo esto?

Tu bebé se está quedando sin espacio y a ti se te está acabando la paciencia. (*Gran suspiro*). Todavía te quedan 56 días, o más. El final de tu tercer trimestre es el momento en que la vida en Embaracilandia vuelve a ponerse difícil. Tal vez sigas trabajando y ya no puedas esperar a que empiece tu incapacidad por maternidad. Ahora tal vez tengas dolores en las piernas durante el día y calambres en las noches. Muchas mujeres experimentan fatiga y síntomas parecidos al síndrome premenstrual. Para empeorar las cosas, dormir cómodamente se vuelve difícil, si no es que imposible. Para estas alturas, tu pareja ya está en otra habitación, en el sillón, o duerme aplastado por tu novio, Bob, la gran almohada, además de un ejército de muchos otros cojines.

### Consejos desde las trincheras
### ¡El embarazo en realidad dura diez meses!

«¿Por qué todo el mundo dice que el embarazo dura nueve meses cuando en realidad dura diez? ¡Saca las cuentas! La semana 32 es tu octavo mes, pero todavía te faltan unos 60 días: ¡eso es dos meses más!».

Serena, mamá de Jason

# Día 55

## Lista de pendientes
### Adquiere la membresía de una tienda que venda al mayoreo

Sabrás que entraste a una época mucho menos glamorosa de tu vida cuando te unas a una de esas tiendas que venden artículos al mayoreo. Incluso si no necesitas las cajas de comida, la membresía se pagará sola con lo que te ahorres en pañales y otras cosas para el bebé. También tendrás grandes descuentos en ropa de bebé. Esas tiendas saben cómo atraer a los papás: grandes descuentos en todo para el bebé.

## Consejos desde las trincheras
### No seas una exigente de los pañales

«No temas probar los pañales de marcas baratas. Yo compraba los baratos para el día y los *premium* para la noche. Ahorrarás mucho dinero de esta manera».

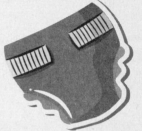

Lucy, mamá de Annabelle y Christina

## Toda la verdad y nada más que la verdad
### ¿Quién encendió la cafetera de capuchino?

Alimentarás y cambiarás a tu angelito para que, en veinte minutos, escuches un curioso sonido. Te preguntarás: «¿Quién encendió la cafetera de capuchino?». Y entonces recordarás que no es la cafetera, es tu bebé, *otra vez*.

Según el Consorcio para los Niños, Jóvenes y Familia de la Universidad de Missouri, un bebé promedio usa *siete mil* pañales antes de aprender a usar el baño. A un recién nacido se le cambiará el pañal como unas *diez* veces al día. Después de un mes o seis semanas, esa cifra desciende a unos siete pañales al día, que para ese momento, ya se sentirá como una vacación de pañales.

# Día 54

## Lista de pendientes
### Habla con tu pareja sobre el apoyo que necesite

Aunque habrá esposos que quisieran tomar analgésicos durante *tu* labor de parto, eso no sucederá. Entonces, ¿qué pueden hacer ellos para transitar por este proceso emocionante y aterrador?

Una posibilidad es incluir a tu mejor amiga, mamá o hermana en la sala de parto. No es que sea obligatoria la presencia de una tercera persona o de otra mujer, pero si estás en medio de una labor larga, esta persona puede sustituir a tu pareja para que él tome un descanso. Que tú no puedas comer no significa que él no pueda darse una escapada a la cafetería mientras tú duermes una siesta con la epidural. Asegúrate de preguntarle a tu pareja si esta persona adicional lo hará sentir menos involucrado o como si no lo necesitaras.

También anima a tu pareja a que asista a las consultas con el médico si tiene preguntas. Tal vez esté preocupado de que algo te pase a ti o al bebé, o de que se desmaye o haga alguna tontería.

## Por órdenes de la doctora
### No te creas el mito del papá que se desmaya

«La mayoría de los papás se porta de maravilla en la sala de partos. Muchos quieren ver todo lo que sucede y ser participantes activos. Pero, papás, si son de los que se impresionan por todo, no intenten portarse estoicos. Si sienten como si se fueran a desmayar, díganle a la enfermera y siéntense; solamente hay una paciente ahí. La mayoría de los papás se siente mal por ver a sus esposas sintiendo tanto dolor; cuando la esposa recibe la epidural, los papás también se sienten mucho mejor».

K. N.

# Día 53

## En este momento
### Tal vez consideres contratar ayuda

Puedes contratar una persona certificada para que esté contigo a lo largo de toda la experiencia de labor en el hospital. Esta opción puede ser especialmente importante para las madres que están solas o cuya pareja no estará en el momento del parto (¡no por elección propia!).

Una persona certificada es una profesional que te ayudará durante la labor de parto, la recuperación, además del cuidado del recién nacido y la lactancia.

## Toda la verdad y nada más que la verdad
### Pero ¡si apenas puedes pagar la ropa interior!

Una persona certificada puede ser costosa. Si tienes dinero destinado en tu presupuesto para contratar a este tipo de persona, tal vez prefieras que te ayude después de que nazca el bebé (y tal vez tengas razón).

## Cómo empezar a ahorrar dinero desde ahora

- **Considera refinanciar tu hipoteca.** Sí, es todo un lío, pero te podría ahorrar bastante dinero al mes.
- **Limita tus actividades de entretenimiento.** Ya que nazca el bebé, sólo mirarlo te dará horas de entretenimiento. ¿Quién necesita tener televisión de paga? ¿Y esas cuatro suscripciones a revistas? ¡Olvídalo! Ahora ya no tendrás tiempo de leer las cuatro; tal vez una, si el bebé duerme bien.
- **Empieza a cortar tu propio césped.** Cuando nazca el bebé, tu pareja realmente amará salir a cortar el césped aunque antes pagara para que lo hicieran. Será quizá lo más cercano a jugar golf que hará en varios meses.
- **Empieza a vivir del ingreso de tu pareja.** Lo tuyo mételo al banco o úsalo para pagar deudas.

¡Tal vez sí sea posible contratar a una persona certificada, después de todo!

# Día 52

## Cómo decidirse ya por el nombre

¿Bailey? ¿Bridget? ¿Bernardette? ¿Bettina? ¿Beyonce? ¿Boston? ¿Becky? ¿Beatrice? ¿Bethany? ¡bah!

Algunas parejas tienen muchas dificultades para decidir el nombre de su bebé hasta el último segundo. Si tú perteneces a una de esas parejas, no te asustes, todavía te quedan 52 días en la cuenta regresiva para decidirte.

¿Ya pensaste en un segundo nombre? Eso puede resolver muchos problemas. Si un pariente realmente quiere que tu hijo lleve su nombre, tal vez lo puedes esconder como segundo nombre. Incluso le puedes poner tres nombres si tienes dos parientes inconformes.

Si tu pareja tiene una opinión fuerte sobre el nombre, entonces quizá la solución es que tú tengas el derecho de ponerle el segundo nombre. Mucha gente usa el nombre de su madre como segundo nombre del bebé.

## En este momento
### Tal vez alguien más debería decidir el nombre de tu bebé

Si estás en verdad en un callejón sin salida con tu pareja por el tema del nombre, o si simplemente no te puedes decidir, puedes ingresar tu lista corta de nombres en algún sitio de internet para que se pongan estas opciones a votación. Solamente ambos tienen que ponerse de acuerdo y prometer que aceptarán el que se decida.

# Día 51

## Cómo lidiar con tu pareja y su falta de criterio, cariño y comprensión

No sólo se está poniendo insoportable con eso de los nombres, tal vez también esté haciendo comentarios sobre la cantidad de comida que consumes, el peso que has subido o el ejercicio que él quisiera que hicieras. Aunque probablemente lo odies por esto, trata de entender su punto de vista. Literalmente estás creciendo frente a sus propios ojos, tu ropa interior es más grande que la suya. Aunque tu embarazo le provoca emoción, tiene que ser impresionante ver a tu pareja aumentar cuatro tallas.

## En este momento
### También ya no ves todo de color de rosa

Al menos tú algún día darás a luz y tus dimensiones y apetito disminuirán. Tu pareja, por otro lado, seguirá siendo la misma persona irritante. Probablemente tengas una lista de sus comportamientos que quieres que desaparezcan cuando nazca el bebé. Para empezar: nada de gritarle a los demás conductores, eructar en la mesa, dejar la ropa interior en el suelo y quedarse todo el domingo viendo el futbol. ¡Eso tiene que terminar!

## Toda la verdad y nada más que la verdad
### ¡Sí, ya estás en pleno tercer trimestre!

¡Estuviste tan contenta por un rato! Pero ahora ya te estás poniendo nerviosa ante la cercanía del final de la cuenta regresiva. Naturalmente habrá tensión, en otras palabras, bienvenida a la tensión que experimentan las parejas durante el tercer trimestre. No es algo lindo de observar, pero todas las parejas pasan por esto y la mayoría lo supera, al menos para cuando el bebé entra a preescolar (es broma; que las cosas vuelvan a la normalidad puede tardar unas cuantas semanas o meses, pero sí lo harán).

# Día 50

## Cómo ver tu peso con perspectiva

Esa cifra en la báscula no puede ser sólo de ti. Tienes razón. Así es como se divide típicamente el peso al final del embarazo:

- 3 o 4 kg son del bebé.
- 900 g son de la placenta.
- Entre 1.8 y 2.2 kg son del aumento en el volumen de sangre.
- 900 g son del fondo.
- Entre 1.3 y 1.8 kg son de fluido en los tejidos maternos (o sea, la hinchazón de tus tobillos).
- Entre 450 y 900 g son del aumento de tus senos.

El resto de los kilos son un depósito general de grasa que el cuerpo requiere para la lactancia y para reservas de energía, es decir, tus gigantescos pies y tu gran trasero.

## Lista de pendientes
### Estornuda con las piernas cruzadas

Aunque hayas hecho tus kegels, es posible que sigas sintiendo la necesidad de apretar los músculos pélvicos al estornudar. En esta etapa del embarazo, hasta reírse es peligroso; usar una toalla sanitaria y viajar con ropa interior extra en una bolsa de plástico puede ser útil. Esta condición suele empeorar a lo largo de las siguientes semanas y tal vez no mejore hasta unos cuantos meses después del nacimiento del bebé. Aunque, para ser sinceras, algunas descubren que esa fuga al estornudar se vuelve permanente.

## En este momento
### ¿Ya te contaron la de...?

...la señora que no supo que estaba embarazada hasta que se cayó en la tienda o elevador o baño o restaurante y parió?

Ajá, seguro.

## Día 49

### En este momento
¡Tienes 33 semanas de embarazo!

Con menos de dos meses por recorrer, ahora tu bebé pesa unos 2 kg y mide casi 48 cm. Sus huesos todavía están endureciéndose excepto por el cráneo, que permanece suave y flexible y no se soldará por completo para permitirle pasar por el canal de parto.

### Cómo limpiar tu casa

Déjate llevar por el instinto de anidación. La anidación, el deseo de limpiar, rehacer y renovar la casa, es real. Es un instinto primigenio entre todas las embarazadas del reino animal; con frecuencia las humanas lo presentan durante el tercer trimestre (de hecho, un fuerte instinto de anidación en la semana de tu fecha probable de parto puede ser una señal de que pronto iniciará la labor).

Al igual que un ave prepara su nido, tú estás preparando el tuyo en la recámara del bebé y en la casa, anticipándote a su llegada.

Aunque tendrás periodos de fatiga, también tendrás otros de gran energía y un deseo por esterilizar las paredes y manijas de las puertas, reacomodar los muebles o hacer cortinas, aunque nunca hayas cosido nada en tu vida. ¡Hazlo! Tal vez nunca más vuelvas a tener este impulso.

### Lista de pendientes
Empieza a congelar comida

Mientras tengas el instinto de anidación, prepara y congela comida. Si no estás de humor para cocinar y todavía conservas el estilo de vida prebebé y pides comida a domicilio, ordena algo adicional y congélalo. Así, cuando llegue el bebé y tus gastos aumenten, no te sentirás tan culpable cuando tengas que recurrir (¡de nuevo!) a la comida a domicilio.

# Día 48

## Lista de pendientes
### Compra una olla de cocción lenta

Esta olla seguramente la inventó una mamá con recién nacidos. Las ollas de cocción lenta te permiten preparar la comida temprano. Esto es especialmente importante con los bebés que se ponen inquietos en la tarde o cuando empieza a anochecer. Consigue una olla con capacidad mínima de 2.8 litros, las más pequeñas no te permitirán conservar porciones para después. Empieza a experimentar con ella porque cuando tengas al recién nacido, no tendrás el tiempo ni la energía para aprender a utilizarla.

## Consejos desde las trincheras
### Preparar la comida

«Cuando mi hijo era un recién nacido, yo preparaba todo lo que podía (picaba, rebanaba, mezclaba) a primera hora de la mañana mientras mi esposo estaba en la casa y el bebé estaba tranquilo. Incluso preparar algo sencillo puede volverse abrumador si llega la hora de la comida y el bebé no para de llorar».

Margaret, mamá de Shane y Colleen

## Cómo hacer toallitas húmedas

Si estás anidando y en busca de un proyecto, elabora y guarda tus propias toallitas húmedas en un contenedor con tapa que selle bien. Las toallitas húmedas serán de esas cosas que siempre se te estarán acabando y que siempre necesitarás. Además, a diferencia de las de las tiendas, éstas no provocan erupciones en la piel ni tienen perfume.

- 2 cucharaditas (10 ml) de jabón líquido para bebé.
- 2 cucharaditas (10 ml) de aceite de bebé.
- 2 tazas (475 ml) de agua caliente.
- 1 rollo de toallas de papel, cortado a la mitad y sin el cartón del centro.

Mezcla el jabón, el aceite y el agua en un recipiente grande de plástico con tapa y agrega la mitad de las toallas. Jala la primera toalla del centro. Tapa el recipiente para conservar la humedad.

# Día 47

**En este momento**

**¿Cómo se ve tu casa?**

¡Limpia! ¡Tal vez incluso esterilizada! (Sin embargo, deja que tu pareja limpie el horno porque los limpiadores químicos fuertes y el cloro despiden vapores que no son buenos para ti ni para el bebé).

Para este momento, quizá incluso tengas unos cuantos libros con títulos como *Cómo traer a tu bebé a casa sin lesionarlo* y *Te amo bebé, pero ya duérmete.*

Nunca es demasiado pronto para empezar a leer cómo cuidar a los recién nacidos y cómo hacer que se duerman.

**Cómo hacer que el bebé se duerma**

Como pronto descubrirás, ha surgido toda una industria alrededor para hacer que tu bebé se duerma: aparatos, libros y muchas teorías ofrecidas tanto por profesionales como por gente común y corriente.

Según el doctor Marc Weissbluth, especialista en sueño y autor de *Healthy Sleep Habits, Happy Child* (*Hábitos de sueño saludables, niño feliz*), los bebés no son capaces de organizar sus patrones de sueño hasta que tienen por lo menos cuatro meses de edad. Esto significa que ni siquiera puedes intentar hacerle un horario hasta que tenga cuatro meses, más si es prematuro.

Ésta es una de las razones por las cuales regresar a trabajar cuando tu bebé tenga tres meses puede ser terriblemente difícil. Es posible que todavía no sepas si alguna vez volverás a dormir, pero cuando el bebé tenga cuatro meses, el libro de Weissbluth y el igualmente popular libro del experto en sueño, el doctor Richard Ferber, *Cómo evitar el insomnio infantil,* serán una total revelación para los papás soñolientos.

# Día 46

### Consejos desde las trincheras
La cosa no puede ponerse tan mal...

«La mayoría de las parejas que conozco entra en pánico en las primeras semanas o incluso meses después de llevarse a casa al bebé. Les digo lo mismo que mi hermana me dijo a mí: "Si no se hiciera más fácil en algún momento, nadie tendría jamás más de uno; estarías demasiado cansada y asustada para volver a tener sexo"».

Mary Beth, mamá de Trevor y Justin

### En este momento
¿Qué está sucediendo (o no) en tu vida sexual?

Conforme tu vientre crezca aún más, será más difícil tener sexo. Si tu bebé se «encaja» pronto, la penetración puede ser desagradable o incluso dolorosa. Aunque los orgasmos siempre han podido provocar contracciones, son más fuertes cuando estás más panzona, pero siempre y cuando no aumenten en intensidad o frecuencia antes de la semana 37, estás a salvo. Pero aunque el sexo no represente riesgos, puede ponerte los nervios de punta. Tal vez estés pensando demasiado en el bebé que el sexo sea lo último que tengas en la mente.

### Toda la verdad y nada más que la verdad
Tal vez lo único que necesites sean los sueños eróticos

Aunque tu vida sexual tal vez se frene a finales de este trimestre, hay buenas noticias. Irónicamente, tus miedos sobre el parto y tu gran vientre te pueden estar provocando sueños sexys y eróticos. De acuerdo con *The Mother-to-Be Dream Book* (*El libro de los sueños de la futura mamá*), de Raina Paris, los expertos dicen que estos sueños son tus intentos subconscientes por asegurarte de que a pesar de tu gran volumen, malhumor y comezón en exceso sigues siendo sexy. Así que no te avergüences de estos sueños, disfrútalos mientras los tengas.

# Día 45

## Toda la verdad y nada más que la verdad
### ¿Goteras durante el juego previo?

Antes tal vez había unas cuantas gotitas, pero para este momento algunas mujeres tienen fugas mayores y esto puede ser otra complicación sexual. Tal vez lo último que quieres tener es estimulación en los pezones. Tu pareja quizá también sienta incomodidad y tenga pensamientos como: «Ésa es la leche de mi hijo», o tal vez le excite mucho sentir tus pezones húmedos por la leche; algunas parejas disfrutan del aumento en su actividad sexual debido a esto. Ambas respuestas, la de «fuchi» y la de «wow» son normales, incluso si nadie quiere mencionar la de «wow».

## En este momento
### Te duele la espalda (¡y mucho!)

Otro obstáculo para el sexo en el tercer trimestre es tu espalda adolorida. Tal vez quieras invertir en ropa interior con soporte más firme o uno de esos cinturones de maternidad diseñados para darte el muy necesario soporte de panza y espalda en el tercer trimestre. La ropa interior parece una faja antigua, pero le sirve a tu espalda, así que ¿qué más da? (Y, uno nunca sabe, pero tal vez todos esos broches exciten a tu pareja).

Los cinturones de maternidad están diseñados para colocarse justo debajo de tu vientre y son ajustables (o sea: expandibles). Puedes encontrarlos normalmente en los lugares que venden ropa interior de maternidad.

Y si la idea de una faja de maternidad no te encanta, recuerda: hasta principios del siglo xx, las mujeres embarazadas usaban corsés. *Eso* sí que sería incómodo.

# Día 44

## Consejos desde las trincheras
### Más pruebas de que no hay manera de ganar

«He estado embarazada dos veces y en ambas ocasiones subí muy poco de peso. La gente me comentaba constantemente sobre mi poco volumen, me preguntaba: "¿El bebé está bien?" o "Deberías comer más", como si me hubiera puesto a dieta. La mayor parte del tiempo ponía mi gran sonrisa falsa y les respondía: "Gracias por su preocupación, estamos bien"».

Christine, mamá de Julie y Maddie

## En este momento
### Tus compañeros de trabajo tal vez ya te estén tratando como fenómeno

Uno de los aspectos más frustrantes de trabajar hasta bien entrado tu tercer trimestre (además de la incomodidad y la distracción) pueden ser tus compañeros de trabajo. Conforme vayas aumentando de peso, más te empezarán a enloquecer con sus comentarios. Para ellos, tu embarazo y tus crecientes dimensiones son una novedad y una distracción. Ten en mente que lo más probable es que no lo hagan con mala intención, pero si sus comentarios ya te están afectando, sólo diles algo como: «Sé que sus intenciones no son malas, pero ya me cansaron sus comentarios, ¿entendido?».

## Lista de pendientes
### Envía un correo pasivo-agresivo al grupo

Si el método directo (el de «¡ya cállate!») no funciona en el trabajo, considera mandar un correo electrónico pasivo-agresivo a todos tus compañeros que diga: «A menos que quieran experimentar la dicha de mi fuente rota en el piso de sus cubículos, les sugiero que dejen de hacer comentarios sobre mis dimensiones, forma o hábitos alimenticios. Gracias por su atención a este asunto».

¡Eso servirá!

# Día 43

**Consejos desde las trincheras**
Crea una oportunidad para trabajar desde casa

«Yo trabajaba en el departamento de registros de un hospital antes de que nacieran mis hijos. Pude hacer transcripciones médicas en casa en las noches después de que nacieron porque conocía a algunos doctores. Si eres buena mecanógrafa, con frecuencia puedes conseguir trabajo desde tu casa. Los doctores y abogados siempre necesitan la ayuda adicional».

Tracy, mamá de Jake, Paul y Shannon

**Cómo ser realista sobre tu incapacidad por maternidad**

Las madres experimentadas se ríen de las embarazadas cuando hablan de temas como trabajar desde casa por un motivo específico. Principalmente, porque las mamás saben cuánto tiempo absorben los recién nacidos, incluso si lo único que hacen es comer, ensuciar pañales y dormir. No importa cuántas veces te digas: «Yo voy a estar más organizada», terminarás en tu bata de dormir a las tres de la tarde, con ropa sucia por todos lados y un bebé que llora. Trata de no hacer compromisos de trabajo que impliquen revisar tu correo todos los días o participar en videoconferencias. Realmente necesitas y deseas pasar tiempo con tu bebé.

**Lista de pendientes**
Empieza a inventar productos para bebé

Si quieres nunca más volver a ver a tus compañeros de trabajo después de esto, entonces conviértete en inventora. Cuando tu bebé ya tenga un horario (entre los cuatro y seis meses), empieza a inventar el producto que deseaste tener durante tu embarazo. Para buscar inspiración y algunos productos divertidos, echa un vistazo a www.inventiveparent.com. Estos padres llevaron sus ideas al mercado y ganaron dinero. Si ellos pudieron hacerlo, ¿por qué tú no?

## Día 42

### En este momento
### ¿Qué está haciendo tu bebé?

A las 34 semanas, tu bebé pesa como 2.2 kg y probablemente mida unos 49 cm de longitud.

El lanugo, ese vello ultrafino que cubre el cuerpo del bebé, está empezando a desaparecer, pero la *vernix caseosa*, esa capa resbaladiza parecida al queso, se está haciendo más espesa en preparación para el parto.

En este momento tu bebé también ya tiene sueños. Se ha descubierto que los bebés probablemente ya sueñan desde la semana 25, cuando se observa por primera vez el movimiento ocular rápido. Los bebés también hacen gestos en respuesta a sus sueños. Naturalmente, las mamás se preguntan: «¿Mi bebé puede soñar conmigo?». (Aunque no hay ninguna evidencia científica, todas las mamás quieren pensar que la respuesta es afirmativa).

### ¿Cómo ver el rostro de tu bebé?

¡Toma una siesta y sueña! Muchas mujeres sueñan con su bebé en el tercer trimestre. Los estudios demuestran que las mujeres ven a sus bebés en 15 % de sus sueños. Tal vez sueñes con aspectos realistas de tu labor de parto. ¿Qué tan precisos serán? Eso es difícil de decir, pero algunas mujeres juran que tuvieron sueños acertados sobre cómo se verían sus bebés. Si soñaste que tu bebé se parecía a Winston Churchill, no te asustes, la mayoría de los recién nacidos se parece a Winston Churchill. En el tercer trimestre también son comunes las pesadillas inducidas por la ansiedad; estos sueños aterradores no contienen material profético. Así que entonces la regla dice: si el sueño te hace sentir feliz, disfruta la sensación. Si tu sueño es desagradable, será por culpa de los nervios.

# Día 41

## Por órdenes de la doctora
### Aprende lo básico sobre las anestesias epidurales

«Tal vez estés pensando, o definitivamente planeando, que te pondrán una anestesia epidural. La epidural es un pequeño catéter o tubo que se ensarta en una aguja dentro del espacio que rodea a la médula espinal; no se pone directamente en el fluido de la espina. Actualmente la mayoría de las mujeres recibe un bolo inicial, o dosis para controlar el dolor, y después una infusión constante que proporciona alivio hasta después del parto. La mayoría de los hospitales ofrece epidurales "ambulatorias" que bloquean la sensación de dolor pero no el control de los músculos. Esto significa que puedes caminar o, al menos, tener control de tus piernas para poder pujar mejor. Como podrás imaginarte, pujar con el cuerpo adormecido es bastante extraño».

K. N.

## Toda la verdad y nada más que la verdad
### La anestesia epidural puede ser dolorosa

Esto sucederá a tus espaldas, así que no podrás ver lo que está sucediendo. (¡Eso es bueno porque la aguja es enorme!). Te pondrán anestesia local antes de que entre la aguja grande, aunque de todas formas algunas mujeres sienten mucho dolor durante el procedimiento. Desafortunadamente, no puedes saber cómo te va a ir, hasta que estés en esa situación. Pero todas están de acuerdo: el dolor de la epidural es mejor que el dolor del parto.

# Día 40

**Toda la verdad y nada más que la verdad**
El lado negativo de las anestesias epidurales

A continuación los aspectos malos de la epidural:

1. Es posible que no te la puedan poner en cuanto se las pidas, o les grites que te la pongan. Primero tendrán que ponerte una anestesia vía intravenosa para que la enfermera pueda administrar los fluidos que garantizarán que tu presión no baje. Para ese entonces, con suerte, el anestesiólogo estará disponible y listo. Pero el tiempo entre la solicitud de la epidural y que te la pongan puede ser entre treinta y cuarenta minutos, a veces más. Puede parecer una eternidad si estás sintiendo dolor.

2. Para recibir una epidural tienes que acostarte haciéndote bolita o sentarte en la orilla de la cama, recargada sobre una almohada que estés presionando contra tu vientre. En ambas posiciones tienes que permanecer perfectamente quieta. Esto no es problema si no estás teniendo una contracción, pero las probabilidades indican que tendrás una muy fuerte en algún momento durante el procedimiento. Aunque muchas personas describen esto como «incómodo», una descripción más acertada es «infernal». Sin embargo, ya que la anestesia esté funcionando en tu sistema —que puede suceder de inmediato o tomarse otros veinte o treinta minutos—, tu siguiente contracción será pura felicidad y sonrisas. ¡Ahora verás el monitor y te reirás!

3. Mientras el doctor inserta la aguja, que puede tomar en promedio entre cinco y diez minutos, tu pareja generalmente debe salir de la habitación. ¡Qué bien! Ahí estás, intentando no moverte, en la peor posición posible, adolorida y sin alguien que te sostenga la mano. Eso es difícil.

# Día 39

## Por órdenes de la doctora
### Recuerda que las anestesias epidurales tienen efectos secundarios

«Muchas mujeres no están preparadas para los efectos secundarios de las epidurales. Puedes vomitar, tener un fuerte dolor de cabeza o incluso una baja en la presión sanguínea. A veces al bebé no le gusta y su ritmo cardiaco desciende; esto es temporal y por lo general se corrige con más fluidos intravenosos, cambios de posición y un poco de oxígeno para que respires.

»Pero el efecto secundario más incómodo es cuando la epidural empieza a dejar de hacer efecto. Muchas mujeres sienten temblores o escalofríos intensos o comezón y no están preparadas para eso. Tal vez experimentes mucho frío y las enfermeras te pondrán pilas de mantas encima. No es el fin del mundo y por lo general dura menos de una hora, pero es bueno saber que puede suceder para estar preparada y no entrar en pánico ni creer que te estás convulsionando».

K. N.

## Consejos desde las trincheras
### ¡Acéptala!

«Acepta la anestesia epidural, o al menos mantén la mente abierta. Conozco algunas mujeres que están en contra, pero como yo en realidad no sabía qué esperar, no la acepté en cuanto me la ofrecieron y ya estaba en verdad muy ansiosa cuando la pedí».

Michelle, mamá de Emily

# Día 38

## Consejos desde las trincheras
### Lo que me sorprendió…

«Mi epidural dejó de hacer efecto una hora antes de que naciera el bebé. El anestesiólogo no estaba disponible para darme más medicamento. Fue una sorpresa desagradable; la última hora fue muy dolorosa».

Chrissy, mamá de Caroline, Conner y Cailey

«Mi primera epidural no funcionó. Después de recibir la segunda, estaba tan adormecida que no podía moverme. Cuando llegó el momento de pujar, el doctor me decía: "Muy bien, ahora acérquese a la orilla de la mesa". Y yo pensaba: "¿A qué escuela de medicina asistió?". Le insistí: "¡No siento nada!". Como tuve dos epidurales, estuve adormecida por unas ocho horas después del parto y eso no fue nada divertido».

Corinne, mamá de Katelyn, Emily y Lauren

«Otra cosa divertida: si te ponen una epidural, no sabrás si tienes gases. Las enfermeras entran y te presionan el estómago para que el gas se salga».

Natalie, mamá de Brent, Hayden y Laney

«Recuerdo todos esos temblores cuando dejó de hacer efecto. Eso me asustó».

Dawn, mamá de Sophia y Ava

# Día 37

### Cómo encontrar a un pediatra

Necesitarás que el médico de tu bebé esté listo antes de que nazca porque lo deberás llevar a su primera consulta en los días posteriores al nacimiento. Con frecuencia, el mejor recurso para encontrar a un pediatra son otras madres. Tu doctor, partera o incluso el sitio web de tu hospital son buenas fuentes.

Recuerda: el doctor de tu bebé tiene que cuidarte a ti también. Querrás un médico que te ofrezca seguridad y apoyo.

### Lista de pendientes
### Compra al menos un buen libro médico para padres

Revisa libros de fuentes acreditadas que contengan información de primeros auxilios, síntomas, desarrollo y demás información sobre el cuidado y salud de los bebés. Abrirás este libro prácticamente todos los días, posiblemente varias veces al día, durante los primeros meses de la vida de tu bebé.

### Consejos desde las trincheras
### Las enfermeras pediátricas son muy importantes

«No importa lo que hagas, al menos durante el primer año de vida de tu bebé, elige un consultorio con una enfermera que siempre puedas localizar por teléfono. Rápidamente te darás cuenta de que llamarías al pediatra diez veces al día si tu esposo te lo permitiera. Conseguir que la enfermera conteste es muy útil; puede decirte qué hacer y si es necesario que lo lleves sin tener que esperar a que el doctor te devuelva la llamada (que puede tomar mucho tiempo)».

Karen, mamá de Jenna

# Día 36

**Toda la verdad y nada más que la verdad**
¿Es cierto que los nuevos padres sienten celos?

No es un mito que muchos nuevos papás se sienten excluidos. Tal vez suene ridículo, pero estos celos pueden provocar mucha tensión. En el mundo ideal te gustaría que tu pareja madurara y entendiera las cosas, pero desearlo no hará que suceda. La verdad es que ambos se necesitan como pareja independientemente del bebé. Intenta mantener las líneas de comunicación abiertas. Haz planes por adelantado para cuando te sientas mejor y puedan pasar un rato a solas. Aunque no estarás interesada en el sexo por un periodo después del nacimiento, intenta mantener algo de cercanía física. Tú y tu pareja cosecharán grandes beneficios si se acercan el uno al otro.

**Cómo inspirar a tu pareja**

Si tu pareja literalmente está temblando por tener que entrar a la sala de parto, cuéntale esta historia: durante siglos, los hombres no tenían permitido entrar al parto, lo tenían prohibido legalmente. Pero un intrépido doctor —el doctor Wertt de Hamburgo en 1522— estaba tan ansioso por estar en la habitación que se disfrazó de mujer. Lo descubrieron y lo quemaron en la hoguera.

Esa historia seguramente le dará algo de perspectiva a tu pareja.

**En este momento**
¿Necesitan sentirse cercanos?

Pídele a tu pareja que te pinte las uñas de los pies. No sólo te animará y te dará algo de intimidad, también tal vez sea la única vez en toda tu relación que hará esto por su propia voluntad.

## Día 35

**En este momento**
### ¿Qué le está pasando a tu bebé?

En el inicio de la semana 35 de embarazo, tu bebé pesa como 2.5 kg y mide casi 51 cm de la cabeza a los pies. Aunque probablemente ya no crezca mucho más, todavía necesita subir de peso, como unos 200 g por semana hasta que nazca.

**Toda la verdad y nada más que la verdad**
### Tus pies son del mismo tamaño que tu bebé

Al menos así se sienten por el momento.

Según muchos podólogos, los pies hinchados (edema) y los pies planos son dos de las quejas más frecuentes relacionadas con el embarazo. ¿La causa? Hmm…, veamos… ¿podría ser tu peso que está aplanándote los pies, y tu útero gigante que está cambiando tu sistema circulatorio y hace que los líquidos se retengan en los pies?

**Cómo tratar tus pies**

Para aliviar tus pies hinchados, utiliza zapatos anchos, mantén los pies elevados siempre que estés sentada o acostada, camina para hacer ejercicio, evita la sal y las grasas y toma mucha agua. Para los pies planos, consigue zapatos atléticos con buen soporte de arco o plantillas ya hechas (para insertarlas en tus zapatos y tener soporte y acojinamiento).

# Día 34

## En este momento
### Te estarás preguntando si la lactancia será para ti

Hoy en día mucha gente —tanto profesionales como no profesionales de la salud— tiene opiniones fuertes sobre la lactancia y por qué deberías hacerlo. Es fácil sentirse culpable, inadecuada, egoísta o fracasada si eliges dar el biberón o si haces la lucha por amamantar y te das por vencida.

La verdad es que tanto la leche materna como los biberones son decisiones responsables. Independientemente de lo que te digan los demás, la leche materna tiene ventajas y desventajas. Aquí te las resumo:

**Ventajas:** es natural. Muchas mujeres descubren que es una experiencia de acercamiento con el bebé, además de ser un alimento sano para el bebé. El calostro tiene anticuerpos y promotores de la inmunidad. La investigación ha demostrado que los bebés amamantados tienen menos infecciones de oídos y menos alergias así como otros problemas de salud. La lactancia puede ayudar a la madre a bajar de peso de forma natural; no tienes que lidiar con las botellas ni calentar fórmula a media noche. Y, por último, pero no menos importante: es gratis.

**Desventajas:** tú serás la única que pueda alimentar a tu bebé (a menos que te saques la leche), así que todas las alimentaciones nocturnas dependerán de ti. No tendrás tu cuerpo de vuelta hasta que termines de amamantar. Tal vez necesites comer más que en el embarazo. No podrás tomar alcohol o ciertos medicamentos. La lactancia es un compromiso grande y puede ser muy difícil al principio.

# Día 33

### En este momento
### Considera comprar un brasier de lactancia

Incluso si no estás segura de querer amamantar, los brasieres de lactancia, con aberturas en las copas para que el bebé pueda prenderse del pecho, proporcionarán un soporte excelente para tus senos cuando te baje la leche y verdaderamente se hinchen.

### Por órdenes de la doctora
### Toma la decisión que sea mejor para ti

«Mis pacientes me preguntan: "¿La leche materna realmente es mejor para la salud de mi bebé? ¿Qué tiene el calostro?, ¿por qué es sano?". Si lo piensas, la leche materna está hecha exactamente para tu bebé y se va ajustando según el bebé crece. Eso es bastante increíble cuando todo marcha bien. El mejor consejo que puedo dar es que te informes tanto como sea posible sobre la lactancia antes de que llegue tu fecha probable de parto. Asiste a una clase y lleva a tu pareja; mientras más información tenga él, más te podrá apoyar. Las enfermeras y doctores no siempre dan los mejores consejos sobre la lactancia así que, si tienes preguntas, lo mejor es buscar una consultora de lactancia. Como tu estancia en el hospital es corta, tendrás muy poco tiempo para dominar lo básico. Pero independientemente de lo que decidas, debes sentirte cómoda con tu decisión y no sentirte presionada».

K. N.

### Consejos desde las trincheras
### Cuidado con los salpicones sorpresivos

«No me había dado cuenta de que mi pezón funcionaba como regadera; pensé que le saldría una abertura especial o algo así».

Meg, mamá de Christopher, Patrick y Erin

# Día 32

## Consejos desde las trincheras
### La lactancia para mí

«Si no hubiera tenido a mi hermana que me aseguró que todo mejoraría en unas semanas, hubiera desistido. Me siento muy contenta de no haberlo hecho porque ya que el bebé aprendió, fue maravilloso. Mi consultora de lactancia no fue realmente honesta al describirme lo que podía esperar. Creo que sentía temor de decir que es difícil y duele porque entonces tal vez no lo hubiera intentado».

Jessica, mamá de Tyler

«Para mí, ninguna parte de amamantar fue natural, y no soy una persona especialmente paciente. Terminé dándome por vencida después de una semana de intentarlo y después empecé a darle fórmula. Mis hijos no han tenido ningún problema y estoy agradecida de haber tenido esta opción. Si funciona para ti, muy bien; si no, no te atormentes».

Marianne, mamá de Patrick y Andy

«Además de los beneficios de salud, una razón por la cual elegí dar leche materna fue que me permitía ahorrar. ¡La fórmula es cara!».

Diane, mamá de Robin y Ebon

«Yo soy una de esas mujeres que no les gusta la estimulación del pezón de ningún tipo. Para mí es casi doloroso. La lactancia nunca fue una opción para mí».

Mamá anónima

«Me sorprendió el tiempo que les lleva a los bebés aprender el proceso. Digo, ellos tienen el incentivo. A mi hija le llevó casi un mes aprender a hacerlo».

Raveena, mamá de Malika

«Mi hijo se prendió del pecho de inmediato y fue todo un comelón; tenía que darle todo el tiempo. Sacarme la leche también fue difícil y me quitaba mucho tiempo. Aunque planeé amamantar durante seis meses, me di por vencida después de cuatro. Me sentí aliviada pero también culpable. Ahora que tiene dos años puedo ver que está perfectamente bien y que no tenía razón para sentirme mal».

Gina, mamá de Luca

# Día 31

## Lista de pendientes
### Compra diferentes tipos de biberones

Hay muchos tipos de biberones. Algunos dicen reducir el gas, pero como todos los bebés eructan y vomitan mucho, es difícil saber si eso es verdad. Al principio, tal vez quieras tener tres distintos tipos de biberones a la mano para descubrir la marca y estilo que más le gustan a tu bebé.

## Consejos desde las trincheras
### ¡La gente te preguntará!

«Prepárate para que todos, incluso perfectos desconocidos, te pregunten si estás amamantando. Cuando les decía que no, con frecuencia me sermoneaban. Les contaba con satisfacción que mi hijo de tres años nunca había tenido una infección en el oído y que había desarrollado un vínculo cercano conmigo y con su padre (quien le dio muchas veces el biberón)».

Renee, mamá de Glen

## Toda la verdad y nada más que la verdad
### Sabrás cuando te baje la leche

La expresión «cuando te baje la leche» te hace pensar que un amable lechero te traerá tu pedido en una fecha acordada. En realidad no hay un momento establecido para que la leche sustituya al calostro, aunque por lo general ocurre entre tres y cinco días después del nacimiento.

Sabrás que tu leche ha llegado porque un día despertarás con dos inmensos torpedos calientes bajo la camisa. Esto se llama *congestión* o *ingurgitación*. La congestión es temporal pero no es divertida, es dolorosa e incluso puede provocar fiebre y síntomas como de gripe durante un día.

# Día 30

## En este momento
### Te estás preguntando cómo afecta la lactancia a tus senos

Con frecuencia se culpa a la lactancia de hacer los senos flácidos, pero en realidad no afecta el tamaño de tus senos. Algunos estudios han demostrado que la lactancia y un destete gradual incrementan la probabilidad de que la grasa vuelva a depositarse en tus senos y les ayude a recuperar su aspecto antes del embarazo. Pero, como bien sabes para este momento, amamantar no es garantía de que no se pongan flácidos, porque en el embarazo *no hay garantías*.

En lo que respecta a tus pezones, regresarán a su tamaño original y probablemente perderán algo de la pigmentación que adquirieron durante el embarazo.

## Toda la verdad y nada más que la verdad
### Sí tendrás *algo* de flacidez

La genética, la elasticidad de la piel y cuánto subas de peso serán determinantes de cómo te verás después. Pero, para ser sinceros, incluso si tus senos son relativamente pequeños, e incluso si amamantas desde el primer día, perderás algo de elasticidad. Es inevitable que haya cierto grado de flacidez posparto. Intenta considerarlo como un pequeño precio a pagar por tener a esta hermosa personita en tu vida (si eso no te consuela, siempre existe la cirugía estética más adelante).

## Consejos desde las trincheras
### ¡Hablando de flacidez!

«Después de la cirugía de mama, eso también sirvió para adelgazar mi cintura. De repente, ya no tenía que fajarme los senos en los pantalones».

Patricia Heaton, actriz y madre de cuatro niños

# Día 29

## Toda la verdad y nada más que la verdad
### Las mecedoras todavía funcionan

Muchas embarazadas empiezan a pensar que, a menos que tengan una de esas mecedoras que haga juego con el taburete, no podrán amamantar. (¡Recuerden esa vorágine, señoras!). Y entonces te encontrarás cuatro meses después amamantándolo en el baño de un restaurante sentada en el inodoro porque no hay una silla. Por lo tanto, si no puedes permitirte el gasto de la costosa mecedora, no te preocupes: una mecedora de segunda mano funciona igual de bien.

## Lista de pendientes
### Compra el tubo más grande de Lansinoh que encuentres

Si sabes que quieres amamantar, es importante que te vayas del hospital con el tubo más grande que encuentres del ungüento para amamantar de Lansinoh. Empieza a usarlo desde el principio, cada vez que amamantes al bebé; no tienes que quitártelo para la siguiente toma de leche del bebé y algunas mujeres juran que hizo toda la diferencia y les permitió seguir amamantando durante esas primeras semanas dolorosas.

## Consejos desde las trincheras
### Compra algo de fórmula, por si acaso

«Sabía que quería amamantar a mi primer bebé, y lo hice durante un año, pero tampoco sabía qué esperar. Cuando salí del hospital le pedí a la enfermera que me diera unos biberones desechables con fórmula. Mi razonamiento fue que no quería encontrarme en casa sin opciones o medios para alimentar a mi bebé si la lactancia no funcionaba».

Wendy, mamá de Shyanne

## Día 28

**En este momento**
**¡Tienes 36 semanas de embarazo!**

Para este día la mayoría de los bebés pesa unos 2.7 kg y mide 52 cm.

Aunque le queda un mes más por recorrer, todos los sentidos de tu bebé están bien desarrollados: tiene sentido del gusto; todas las partes de su cuerpo son sensibles al calor, frío y presión; cuando nazca, podrá ver tu rostro si está a 15 cm del suyo, aunque tus rasgos específicos todavía le costarán un poco de trabajo; y ya lleva varias semanas escuchando una amplia gama de sonidos.

Mientras el bebé pone los toques finales en su desarrollo, tu cuerpo se está preparando para el parto. En esta semana, tu doctor o partera te revisará el cuello uterino para ver si ha empezado el borramiento (adelgazamiento) y la dilatación (apertura): señales de que es posible que inicies la labor de parto pronto.

**Toda la verdad y nada más que la verdad**
**Tal vez no quieras una cesárea**

Las cesáreas electivas (¡apúntenme para una!) están aumentando debido a que algunas mujeres prefieren el beneficio de programarlas y quieren evitar complicaciones del suelo pélvico como la incontinencia. Sin embargo, muchas mujeres sienten un fuerte rechazo a tener una cesárea. Esta postura también es entendible, después de todo, es cirugía, y eso tiene sus propias complicaciones y riesgos potenciales.

Pero ¿qué va a pasar si no puedes dilatar por tu cuenta?, ¿o qué puedes hacer si el bebé viene de nalgas (con los pies primero en el canal de parto)? Conforme tu cuenta regresiva se acerque a su fin, tal vez estés convencida de querer evitar un parto quirúrgico. Las cesáreas se han vuelto controvertidas. Los promotores del parto natural dicen que esta cirugía es innecesaria y en algunos casos tal vez lo es. Pero lo que debes recordar es que si dejas de dilatar a pesar de la oxitocina o si tu bebé no se encaja o si hay cualquier señal de sufrimiento fetal o problemas con la placenta, necesitarás una cesárea que podría evitarles a ti y a tu bebé serias complicaciones.

# Día 27

### Consejos desde las trincheras
### Mi único arrepentimiento

«Supe que mi hijo venía de nalgas y que necesitaba una cesárea. No me arrepiento de haber dado a luz de esta manera y, de hecho, mi recuperación fue rápida. De lo que me arrepiento fue de no estar preparada para ello. Hubiera sido mucho menos intimidante si hubiera sabido que eso me podría pasar».

Jen, mamá de Jack y Madison

### Toda la verdad y nada más que la verdad
### ¿Realmente te atan los brazos?

Esto es algo que asusta mucho a las mujeres, ¡y con razón! Lo que realmente sucede es que te atarán los brazos (con gasas, no con cuerdas) a los lados para que las enfermeras puedan tener acceso a tu vía intravenosa (en especial si la anestesia epidural te está provocando temblores). Aunque tal vez sientas como si te estuvieran torturando, la mayor parte del tiempo no será necesario sujetarte los brazos. Además, si les dices al médico y a la enfermera que no quieres que lo hagan, por lo general hacen lo que les digas.

### Cómo concentrarte en lo positivo

Tras la cesárea, tal vez sientas que hiciste algo mal durante tu embarazo para terminar con un parto quirúrgico, pero esto no es verdad. Algunas cesáreas son inevitables sin importar qué tan sana estés, qué tan bien te hayas alimentado o cuánto ejercicio hayas hecho.

Si lo ves por el lado positivo, no experimentarás debilidad en el suelo pélvico que, entre otras cosas, puede causar incontinencia, no tendrás que tratar de evitar orinarte con cada estornudo.

# Día 26

## Cómo prepararte mentalmente, por si acaso

La labor de parto no es momento para un curso intensivo sobre cesáreas. Te presentamos la información básica para que estés preparada:

- Después de tomar la decisión, las cosas sucederán muy rápido: diez enfermeras aparecerán de la nada, te llevarán a un quirófano congelado, ahí te pondrán una vía intravenosa en el brazo o en la mano y un catéter en la vejiga para vaciarla; te pedirán que firmes una forma de consentimiento.

- Si todavía no te han puesto la anestesia epidural, y no es una emergencia, el anestesiólogo vendrá a ponértela para que estés adormecida de la cintura para abajo pero mentalmente alerta. Sin embargo, aunque es poco común, si hay alguna duda sobre la salud inmediata de tu bebé, las cosas tienen que hacerse más rápido; en ese caso, tal vez te pongan una anestesia general que te «dormirá».

- Entonces te recostarán básicamente desnuda ante el mundo bajo luces muy brillantes (recuerda que las diez o más personas que están en la habitación ya han visto realmente todo), te limpiarán el abdomen con una solución antiséptica, tal vez ya te hayan rasurado (no, señoras, no me refiero a las piernas… lo notarás sin duda cuando empiece a crecer); habrá unas cortinas que separen la parte superior de tu cuerpo de la inferior para asegurar que la incisión permanezca estéril.

- Si tu cesárea fue planeada con anticipación —o si no fue planeada pero no es una emergencia—, la mayoría de los doctores y hospitales permiten que tu pareja se quede contigo en el quirófano, le pedirán que se ponga un traje especial y podrá sentarse a tu lado durante el procedimiento. Probablemente te pondrán una mascarilla con oxígeno, con la cual se te dificultará hablar, pero al menos tu pareja estará ahí para apoyarte.

# Día 25

**Por órdenes de la doctora**
**El detrás de cámaras de tu cesárea**

« Tu doctor te hará una pequeña incisión horizontal en la piel por encima de tu hueso púbico (ésta se conoce como incisión de bikini), después cortará a través de las varias capas de tu pared abdominal para llegar a tu útero. Sentirás presión y como si te jalaran, pero no deberás sentir dolor; si lo sientes, dile a tu anestesiólogo o a la enfermera que estará a tu lado para que te pueda poner más medicamentos en la epidural o en la vía.

»¡Entonces llega el momento para que tu bebé haga su entrada triunfal! Aunque podría parecer relativamente sencillo sacar al bebé, es sorprendente la cantidad de jaloneos que sentirás. Los bebés son escurridizos y resbalosos y son conocidos por atorarse en ciertas posiciones. A veces, aunque no lo creas, los doctores tienen que usar una aspiradora o fórceps para sacarlo.

»Mientras los médicos revisan a tu bebé, el doctor te sacará la placenta y después te coserá. Todas las suturas dentro de tu abdomen se disolverán con el tiempo; la incisión de tu piel tal vez tenga suturas absorbibles, grapas o un pegamento especial.

»Si no hay complicaciones, todo el procedimiento dura entre treinta y cuarenta minutos. A partir del momento de la incisión, tu bebé tardará menos de diez minutos en salir. Tu estancia en el hospital suele ser de cuatro días.

»No te sientas mal si no te emocionas inmediatamente por tu bebé, te prometo que eso cambiará con el tiempo».

K. N.

# Día 24

**En este momento**
## ¿Cómo evalúan a tu bebé?

Después de la cesárea, las enfermeras lo secarán y lo mantendrán caliente bajo unas luces para que la temperatura de su cuerpo se regule, le succionarán la nariz y la boca para eliminar el fluido y se asegurarán de que esté respirando bien, pinzarán el cordón umbilical cerca de su ombligo y después tu pareja podrá cortarlo.

No importa cómo nazca tu bebé, por cesárea o vaginalmente, evaluarán su aspecto y salud de inmediato en cinco áreas (se conoce como la prueba APGAR): ritmo cardiaco, respiración, tono muscular, reflejos y color de piel.

**Toda la verdad y nada más que la verdad**
## ¿Cuándo podrás cargar a tu bebé?

Después de que nace, a veces se siente que pasa una eternidad, como una hora, para que te lo den y lo puedas cargar. Luego de que te suturen, te llevarán a una sala de recuperación donde finalmente podrás sostener a tu bebé en tu pecho o en los brazos, como un balón de futbol americano. Desafortunadamente, tal vez te den los temblores de la epidural y no puedas concentrarte en tu bebé en esta primera oportunidad.

Si tu bebé presentó algún problema de salud y por eso hubo una cesárea, lo revisarán y tal vez pase un tiempo en la unidad de terapia intensiva neonatal y es posible que no lo puedas cargar durante varias horas (que se sentirán como una eternidad). Pero tienes que recordar que le están dando la mejor atención posible y que estarán juntos muy pronto.

# Día 23

## En este momento
### Te estarás preguntando cuándo le darán la nalgada

Eso sólo sucede en las películas viejas. Después de la cesárea o del parto vaginal, le succionarán al bebé la boca y la nariz para que pueda respirar más fácilmente y se ponga de color rosa.

## Por órdenes de la doctora
### Date tiempo para sentir el vínculo

«Yo creía que, debido a la cesárea, no había sentido ese vínculo amoroso de inmediato cuando nació mi hija. Ese amor materno intenso no llegó hasta unas cuarenta y ocho horas después. Tiempo después, cuando estaba cuidando a una mujer en labor de parto, su madre y dos tías empezaron a platicar sobre cómo nadie habla acerca del tiempo que tarda en formarse ese lazo. Me sorprendió enterarme de que ellas habían tenido partos vaginales. Estas mujeres me enseñaron algo que no aprendí en la escuela de medicina. Lo que yo sentí era algo normal y mi cesárea no tuvo nada que ver. Ese lazo no siempre se forma de manera instantánea».

K. N.

## Toda la verdad y nada más que la verdad
### La recuperación de la cesárea es dolorosa

Después de la cesárea estarás muy adolorida por varios días; necesitarás tomar analgésicos. La primera mañana después de tu cesárea, una enfermera te quitará el catéter urinario (sin dolor). Después te hará sentarte, pararte y caminar (demasiado dolor). Muchas mujeres te dirán que la primera vez que se levantaron de la cama fue la peor, pero después de las primeras cuarenta y ocho horas, el progreso es rápido. Muchas de ellas ya pueden levantarse para darse una ducha al día siguiente de la cirugía. Mientras más te muevas, mejor te sentirás.

# Día 22

## Por órdenes de la doctora
### La mayoría de las parejas hace un excelente papel

«Muchos papás se sorprenden de haber tolerado la cirugía, pero simplemente no se pueden resistir a dejar de observar; se sienten fascinados por el nacimiento. Hazle saber a tu pareja que él será una fuente de tranquilidad y fortaleza para ti.

»Es comprensible que verte en cirugía tal vez sea demasiado difícil para algunas personas, pero recuérdale a tu pareja que puede concentrar su atención en ti hasta que nazca el bebé, adviértele que tal vez vea mucha sangre y que tu bebé puede verse muy azul al nacer; no te preocupes, casi todos los bebés que nacen por cesárea se ven así. Ya que empiece a llorar, inmediatamente o cuando esté con las enfermeras, se pondrá de color rosa».

K. N.

## Consejos desde las trincheras
### Hablado de las cesáreas...

«Me sorprendió descubrir que tienes que pedir tus analgésicos cada seis horas porque no te los traen. Definitivamente tienes que hacerte cargo de eso».

Jen, mamá de Jack y Madison

«Asegúrate de conocer las políticas del hospital sobre las cesáreas y qué sucede en caso de que no puedas amamantar a tu bebé de inmediato. Yo tuve una cesárea y no me permitieron amamantar a mi bebé en la sala de recuperación. La próxima vez, ya sabré que lo tengo que investigar».

Mamá anónima

«Tus analgésicos provocan estreñimiento, así que acepta los laxantes cuando te los ofrezcan. Duele pujar después de una cesárea».

Natalie, mamá de Brent, Hayden y Elena

## Día 21

### En este momento
¡Está casi listo y tú también!

A la semana 37, tu bebé pesa unos 2.9 kg y ahora ya se le considera de término. Un bebé de término está completamente desarrollado y podría nacer en cualquier momento. (Aunque recuerda que la mayoría de las mamás primerizas se tardan más). Para este momento ya deberás haber tenido tus clases de preparación para el parto. Asegúrate de que esté ya listo ese pediatra: necesitarás llevar al bebé a su primera cita unos días después de que salgan del hospital.

### Lista de pendientes
Apréndete otro término del embarazo: el *descenso*

Así es como se le denomina al proceso en el cual el bebé desciende a tu pelvis. Algunas mujeres han descrito esta sensación como «de repente sentí que traía una sandía en el trasero».

Esta sensación se debe a que el bebé empieza a acomodarse más profundamente en tu pelvis. La nueva posición provoca que tu centro de gravedad cambie y libera un poco de la presión de tu diafragma; se llama *descenso* porque sientes cómo el bebé se acomoda más abajo y eso te permite sentirte más ligera, al menos en la parte superior, y puedes respirar un poco mejor.

### Toda la verdad y nada más que la verdad
¡No creíste que fuera posible, pero…

…ahora tienes que ir con *más* frecuencia al baño! Cuando el bebé se acomoda en la pelvis tal vez puedas respirar mejor, pero esto presionará más tu vejiga.

# Día 20

### Por órdenes de la doctora
No te preocupes si tu bebé no ha descendido

«El *descenso* o *encajamiento* puede ocurrir semanas antes del inicio de la labor de parto o hasta ese día. Puede notarse lo suficiente para que los demás comenten sobre el cambio en tu aspecto o tal vez no te des cuenta de nada».

K. N.

### En este momento
Te estás preguntando cómo es en realidad el trabajo de parto

Se llama *trabajo* de parto y no *vacación* por un motivo. Es importante que comprendas que el trabajo de parto es algo único para cada mujer; sin embargo, el común denominador es que por lo general es doloroso. Aprenderás esto en la clase de preparación para el parto. Lo que a veces no te dicen es que el parto es el acontecimiento más sangriento, sucio y sudoroso en el que participarás en la vida. Toda clase de fluidos y sólidos, materia y menjurjes serán expulsados de tu cuerpo; pero no te preocupes, también saldrá tu bebé tarde o temprano.

### Toda la verdad y nada más que la verdad
¿Cómo se sienten las contracciones?

Pídele a cien mujeres que te describan las contracciones y tendrás cien descripciones distintas, pero algunas de las descripciones más comunes son: «Como cólicos de menstruación pero elevados a la décima potencia», «Como dolores extremos de gases», «Una presión intensa», «Que te quemas» o una combinación de todas las anteriores.

# Día 19

## Cómo prepararte para pujar

Si no te ponen la epidural que te adormece, sentirás la necesidad de pujar como si tuvieras que ir al baño. Esa etapa de la labor inicia cuando el cuello uterino se ha dilatado por completo y deja de obstaculizar el paso de la cabeza de tu bebé. Si estás adormecida, no tendrás la sensación de pujar, pero tu enfermera o médico te dirán cuándo hacerlo.

Las parteras con frecuencia se refieren a la sensación de pujar como el *anillo de fuego*. Muchas mujeres dicen que pensaron que pujar les daría alivio, pero que en vez de esto sintieron una intensa sensación que las quemaba. También es posible que sientas como si tuvieras que evacuar tus intestinos en ese instante, y a muchas les sucede. Algunas mujeres dicen que sentían que se les reventarían los vasos sanguíneos por pujar. Es un trabajo duro sacar a un bebé al mundo exterior.

## Toda la verdad y nada más que la verdad
### Prepárate para hacerte del baño en pleno parto

Es muy común evacuar los intestinos u orinar cuando tienes contracciones o estás pujando. ¡Ah, pero qué bonito! Esto es lo que todas las mujeres que se han hecho del baño durante el parto aprendieron: el médico y las enfermeras lo han visto todo. A ellos no les preocupan las funciones corporales y las pueden limpiar casi en el momento que salen. Lo más probable es que si te sucede no te importe o ni siquiera te des cuenta, pues tendrás otras cosas en la mente. Que esto sea lo último que te preocupe.

# Día 18

**Toda la verdad y nada más que la verdad**
**¿Cuánto dura la labor de parto?**

¡La gran pregunta! Para las madres primerizas, la primera etapa de la labor de parto, desde que inician las contracciones hasta que el cuello está totalmente borrado y dilatado pueden pasar entre *diez y catorce* horas. Pero recuerda: parte de esta etapa sucederá en casa (después de que los médicos o parteras te manden de regreso, llorando, porque todavía no estás lista).

La segunda etapa de la labor es la de pujar y por lo general dura una o dos horas, aunque se sienten como diez.

La tercera etapa empieza cuando tu bebé nace, y dura hasta que expulsas la placenta; en promedio, tarda entre quince y treinta minutos aunque a veces más.

A algunas mujeres les colocan a su bebé en el pecho inmediatamente después de nacer; a otras, unos minutos después mientras secan y envuelven al bebé en una manta como si fuera un «tamalito».

**Por órdenes de la doctora**
**Pregúntale a tu pareja si quiere cortar el cordón**

«Permitirle a tu pareja que corte el cordón después de que nazca el bebé es una maravillosa manera de hacerlo sentir directamente involucrado en el nacimiento del bebé. Puede sentirse comprensiblemente asustado o renuente, así que recuérdale que no hay terminaciones nerviosas en el cordón umbilical: ni tú ni el bebé sentirán nada. Muchas mamás y sus parejas se preocupan de cortar bien el cordón umbilical para que el ombligo de su bebé no quede hacia afuera; sin embargo, la manera de cortar el cordón no tiene ningún efecto en el aspecto del ombligo. Otro punto que tienes que recordarle es que tendrá a su lado ayuda profesional para hacerlo».

K. N.

# Día 17

## Cómo expulsar la placenta
### ¡No se queda ahí dentro!

Después de que nazca tu bebé y corten el cordón, seguirás teniendo contracciones aunque no tan dolorosas. A muchas mujeres se les olvida por completo o no recuerdan bien esta parte del parto. En ese momento toda tu atención está concentrada, naturalmente, en tu bebé que probablemente tendrás en tus brazos.

Tu placenta se separa de la pared del útero y entonces tal vez vuelvas a sentir la necesidad de pujar o tu doctor o partera te pedirá que pujes, te masajeará el vientre o, si nada funciona, la sacará con la mano.

En caso de que te lo estés preguntando, la placenta se ve como un gran trozo de carne cruda recubierta con una membrana brillante. Si te da curiosidad, puedes pedir verla.

## Por órdenes de la doctora
### Prepárate para rasgarte o para una episiotomía

«Las episiotomías solían hacerse de rutina porque se pensaba que un corte limpio era mejor que muchos rasgamientos irregulares. La mayoría de los médicos finalmente nos estamos dando cuenta de que si se permite que el perineo se estire lentamente conforme la cabeza va coronando o saliendo, eso permitirá evitar un rasgamiento importante, incluso con un primogénito. Hacer la episiotomía puede dejarte más susceptible a un rasgamiento peor. Hay circunstancias en las que es necesaria, como en partos donde ya hay sufrimiento fetal o cuando los bebés son muy grandes o en los nacimientos con fórceps. No te preocupes si tu doctor siente que es necesario hacerla, te pondrá una anestesia local si no tienes la epidural».

K. N.

# Día 16

## Consejos desde las trincheras
### El trabajo después de la labor

« Es la parte que nadie te platica… lo difícil que es recuperarse de un parto vaginal y cuánto duele. Con mi primer y tercer hijo, el dolor tardó varias semanas en quitarse ».

Corinne, mamá de Katelyn, Emily y Lauren

## Toda la verdad y nada más que la verdad
### Tu vagina traumatizada

Si das a luz vaginalmente, tu vagina estará traumatizada. No será permanente, pero durante unas cuantas semanas estará resentida contigo.

Seguro has anticipado cómo será la labor de parto y cómo será llevarte al bebé a casa, pero no tu propia recuperación. Cuando descubres lo doloroso que es, puede ser abrumador, en especial porque es difícil cuidar de tu agotadísima persona si tienes a un recién nacido en casa.

## Cómo cuidar tus puntos de la episiotomía

Los puntos que te pongan en la vagina por lo general se disolverán en unos cinco días (¿te imaginas que te los tuvieran que quitar?). En el hospital, es probable que te den el usual paquete de compresas con hielo. También existen unas toallitas con extracto de avellano de bruja (*hamamelis*) que se venden con la marca Tucks y sirven para aliviar el dolor mientras el hielo reduce la hinchazón. Cuando llegues a casa, necesitarás darte baños tibios de asiento en la tina, de manera que sólo cubra tus nalgas y cadera. Estos minibaños son importantes por dos razones: en primer lugar, te ayudarán con el dolor y evitarán las infecciones. Pero, lo más importante, te obligarán a estar sentada y a no hacer nada más. Limpiarte con papel después de ir al baño será una agonía, así que necesitarás una botellita de agua para enjuagarte. También necesitarás un cojín para sentarte.

# Día 15

**Lista de pendientes**
El término del día: *loquios*

Se llaman *loquios* pero no tienen nada de locos. Los *loquios*, una mezcla de sangre, mucosidad y restos de placenta, son esa sangre brillante terrorífica y llena de coágulos que sale de tu cuerpo durante unas seis semanas después del parto. Después de que nazca el bebé, la primera vez que camines de la cama al baño, mira detrás de ti. Lo más probable es que hayas dejado un charco de sangre en la cama, un caminito en el suelo y por todo el baño. No te alarmes ni te apenes, pero, sobre todo, no intentes limpiarlo tú misma: pide que te ayuden, tu enfermera está para hacer esto.

**Por órdenes de la doctora**
Cómo manejar tu sangrado en casa

«En los primeros días después del parto hay sangrados más abundantes y fuertes. Después de eso todavía necesitarás toallas sanitarias grandes, pero mientras sólo ensucies una toalla cada una o dos horas, no hay de qué preocuparse. Si notas que el sangrado aumenta o si estás produciendo coágulos grandes, esto puede indicar que estás haciendo demasiadas cosas. Descansa y revisa tus toallas; si no disminuye, llama a tu médico. En muy raras ocasiones, esto puede ser señal de que has retenido algunos fragmentos de placenta».

K. N.

**Consejos desde las trincheras**
La labor de los *loquios*

«¡Te pones la toalla sanitaria, tu Tucks y tu hielo, pero en cuanto te vuelves a meter a la cama tienes que volverte a parar para ir al baño!».

Allison, mamá de Katie, Abby, Johnny y otro más en camino

# Día 14

**En este momento**
**¡Tienes 38 semanas de embarazo!**

¿Qué está pasando ahora que estás en la recta final? En tu revisión de esta semana tu doctor o partera tal vez te informe que el cuello de tu matriz se ha dilatado un centímetro o dos. Pero si no es así, no desesperes. Tu cuello necesitará dilatar diez centímetros antes del nacimiento, pero este proceso puede suceder lentamente o en cuestión de unas cuantas horas. Mientras tanto, tu bebé ya pesa entre 2.7 y 3.6 kg (y, con suerte, ni un gramo más).

**Toda la verdad y nada más que la verdad**
**Las madres pequeñas pueden tener hijos enormes**

Sólo pregúntale a Francisca Ramos dos Santos. Esta mujer brasileña de 38 años tiene una distinción que tal vez no envidies. En enero de 2005 dio a luz a uno de los recién nacidos más grandes del mundo: ¡7.6 kg! Eso es más o menos lo que pesa un bebé de seis meses. Obviamente (y gracias a Dios), el bebé llamado Ademilton nació por cesárea. Él y su madre de tamaño normal están bien.

**Lista de pendientes**
**¡Carga la pila de ese celular!**

En tu último mes de embarazo, tú y tu pareja o ayudante de parto deberán mantenerse en constante contacto, en caso de que tu labor empiece antes de lo esperado. Si tu pareja viaja a un lugar donde haya poca cobertura telefónica, considera invertir en un localizador.

# Día 13

## Toda la verdad y nada más que la verdad

Para finales de este mes, tal vez estés convencida de que la Madre Naturaleza es un hombre. Éstos son algunos de los síntomas que puedes experimentar después del parto:

- **Regreso de la fatiga biónica.** La fatiga que experimentarás después del parto será intensa. Piensa lo que acabas de pasar físicamente, eso sin mencionar la intensidad de tus emociones.

- **Sólo los boxeadores sudan más.** Si te das cuenta de que estás despertando bañada en sudor, duerme con una pila de camisetas y toallas junto a la cama.

- **Tienes un racimo de uvas en el trasero.** Son las hemorroides, causadas por la fuerza de pujar.

- **Cuando vas al baño produces un monzón.** Tu cuerpo necesita deshacerse de todo el fluido adicional y es posible que tu vejiga no esté vaciándose por completo debido al estiramiento.

- **No siempre llegarás al baño.** Después de un parto vaginal, en especial si tu bebé fue grande, no tendrás muy buen control de tu vejiga o tus intestinos durante unas semanas. Tu suelo pélvico acaba de terminar agotado por tanto, tantísimo, trabajo. Esto tal vez te dé mucha vergüenza: puede ser asqueroso además de sorpresivo y desagradable. Pero coméntaselo al doctor si no mejora en seis semanas.

- **Cólicos (otra vez).** Mientras tu útero regresa a la normalidad en el transcurso de las siguientes seis semanas (al menos algo vuelve a la normalidad) sentirás contracciones durante unas cuantas semanas, en especial si estás amamantando.

- **Pérdida de cabello.** A veces se caerá por mechones y pensarás que te estás quedando calva. No será así. Dejará de suceder cuando las hormonas regresen a la normalidad.

# Día 12

**Lista de pendientes**
Empieza a reclutar la ayuda posparto: ¡ahora!

Sería ideal que tu pareja pudiera tomarse unos días libres en el trabajo, pero de todas maneras necesitarás ayuda adicional durante las primeras semanas. Ambos estarán exhaustos y abrumados.

Si no puedes contratar a una persona certificada, considera un servicio de limpieza por un mes para que al menos se encargue del quehacer de tu casa. También puedes contratar una ayudante materna. Estas personas tienen referencias, y también lavan la ropa y cocinan. Revisa tu directorio telefónico en busca de agencias.

Cuando tus amigas te llamen y te pregunten cómo pueden ayudarte, di la verdad: «Nadie ha aspirado la casa en dos semanas» o «Necesitamos que alguien vaya a hacer las compras».

Contrata a una abuela, una vecina de confianza o a otra mamá con niños en edad escolar para que te ayude a cuidar al bebé o con la casa. O simplemente págales para que puedas dormir un rato.

Tu periodo de posparto puede ser el único momento de tu vida en que te alegre que tu madre o tu suegra te ayuden a limpiar la casa. Déjalas.

**Consejos desde las trincheras**
Se puede renunciar al control

«Acepta cualquier tipo de ayuda que te ofrezcan porque la necesitarás, incluso si no creías necesitarla o si (como yo) te gusta tener el control. Querrás tener tiempo para disfrutar del bebé tanto como puedas y al principio es más complicado con tu propia incomodidad y falta de sueño. Permitir que alguien más se encargue de las cosas periféricas realmente ayuda mucho (incluso si no puedes terminar de entender cómo tu ayudante le organizó la ropa a tu bebé)».

Michelle, mamá de Emily

# Día 11

## En este momento

Te empieza a preocupar que no vayas a distinguir cuando va a empezar la labor de parto.

Tanto hablar de la recuperación del parto y probablemente tú estés pensando: «Pero ¿cómo me voy a enterar que empecé con la labor de parto?».

La mayoría de las mamás se reirá y te dirá: «No te preocupes, lo sabrás». Y después de que nazca tu hijo, lo sabrás, pero por ahora, si éste es tu primer hijo, realmente no lo sabes. Y si tu fuente no se rompe pero has tenido fuertes contracciones de Braxton Hicks por semanas, ¿cómo le harás para saber?

La parte sorprendente es que para muchas mujeres de verdad es difícil saber cuándo están en trabajo de parto o cuándo inició porque nunca les ha pasado antes. No sientas vergüenza de llamar a tu doctor o partera todos los días; para eso está y siempre le debes llamar.

## Toda la verdad y nada más que la verdad
### ¡Es posible que tu fuente no se rompa!

Aunque sucede con frecuencia en la televisión, sólo a una de cada veinte mujeres se le rompe la fuente (la ruptura del saco amniótico). A las demás se las rompe el doctor o la partera.

## Por órdenes de la doctora
### Cuando lo hacemos por ti...

«Que el médico te rompa las membranas puede ser incómodo pero no suele ser doloroso. La incomodidad proviene más del examen vaginal».

K. N.

# Día 10

## Consejos desde las trincheras
### A veces tienes suerte

«Con mi segundo hijo, sentí cólicos en el abdomen bajo y espalda. El doctor pensó que podría tener una infección de vías urinarias. Mi esposo y yo nos tomamos nuestro tiempo en llegar al hospital, cuando llegamos, me sorprendió descubrir que ya tenía diez centímetros de dilatación. Dos horas después, tenía a mi hija en brazos».

Shari, mamá de Ryan y Rebecca

## Por órdenes de la doctora
### Reconocer cuando la cosa va en serio

«La definición del verdadero trabajo de parto son las contracciones regulares y dolorosas que causan la dilatación del cuello de la matriz. Por lo general, tu doctor o partera podrá decirte que estás en trabajo de parto al examinar tu cuello con regularidad para ver si te has dilatado. Con frecuencia, puede ser difícil saber si ya estás o no en labor; probablemente estés en verdadero trabajo de parto sí:

- Después de tomar el tiempo de las contracciones es claro que ya están apareciendo de forma consistente y con mayor frecuencia.
- Cada contracción dura entre treinta y setenta segundos y se van haciendo más largas.
- Tus contracciones no se detienen ni siquiera si cambias tu nivel de actividad.
- Las contracciones empiezan en tu espalda baja e irradian hacia adelante.
- Se rompe la fuente.

»La intensidad de las contracciones va incrementando conforme pasa el tiempo. Por lo general, cuando lleves dos o tres horas con contracciones dolorosas cada cinco minutos, puedes considerar que estás en trabajo de parto. Esto no significa que estés lista para que nazca el bebé. Tal vez todavía te queden horas antes de que te ofrezcan la anestesia epidural».

K. N.

# Día 9

## Cómo saber si se te rompe la fuente

Si estás imaginándote una ola gigante como las que parecen brotar de las embarazadas en la televisión, tal vez creas que será bastante obvio si se te rompe la fuente. Probablemente ya no te sorprenda si te digo que, a tono con la naturaleza tan imprecisa del embarazo, muchas mujeres no están seguras si les ha sucedido o no.

Tal vez sientas un chorrito de agua tibia. A veces se puede escuchar que algo se revienta y después un chorro de agua o un poco de escurrimiento. El problema es que, como también tienes esas fugas de líquido al estornudar, puede ser difícil discernir si se rompió la fuente o es una fuga de la vejiga.

Así que ponte una toalla sanitaria y recuéstate por veinte minutos. Si, al levantarte, vuelves a sentir otro chorro o escurrimiento, es probable que sí sea la fuente. Si no estás segura, llama a tu médico; de verdad no le molestará que le hables todos los días. ¡En serio!

## Lista de pendientes

### Aprende a reconocer tu *tapón mucoso*

Otro lindo término del embarazo. El *tapón mucoso* llena el cuello de la matriz para protegerte contra enfermedades e infecciones. Puede empezar a salirse cuando el cuello empiece a dilatarse antes del trabajo de parto o salir en un gran trozo único: ¡hermoso! Puede ser rosado o tener algo de sangre. Aunque no es la sorpresa más linda que te puedes encontrar en tu ropa interior, es una buena señal.

# Día 8

## Lista de pendientes
### Es hora de empacar

En Embaracilandia es complicado decidir cuándo hacer tus maletas. Demasiado pronto parecería como echarse la sal, pero tampoco sería deseable andar corriendo como loca y lavando ropa si estás en trabajo de parto.

¿Y qué hay que llevar? No vas a la Antártica. Sin embargo, cuando estés en medio del trabajo, tampoco te irás corriendo a la tienda del hospital a comprar paletas. Básicamente trae todo lo que sientas que te ayudará a estar más cómoda en el hospital: música, revistas y un amuleto de la buena suerte.

Definitivamente deja tu pijama elegante en casa: lo único que sucederá es que quedará arruinada con todos tus fluidos. Llevar unos calcetines gruesos y pantuflas es indispensable. Los suelos de los hospitales son terroríficos, en parte porque no querrás pisar toda la sangre que irás dejando detrás de ti. El personal de limpieza se encargará de limpiar tu caminito de riesgos biológicos.

No olvides llevar tu brasier de lactancia y tus protectores: aunque no vayas a amamantar, los necesitarás cuando te baje la leche.

## En este momento
### ¿Debes llevar tus propias toallas sanitarias?

Sí, a menos que el hospital las incluya en el precio de la habitación. Debes saber que las toallas sanitarias de hospital parecen trampolines en miniatura y serán necesarias compresas de esas dimensiones. Si traes tus propias toallas, que sean muchas y de tamaño enorme. Ten también tu buena dotación en casa.

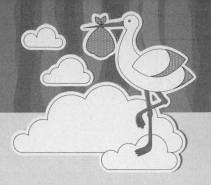

## Día 7

### En este momento
### ¿Qué está pasando con el bebé?

Absolutamente nada nuevo. Está ya gordito y listo. Sólo se la pasa durmiendo y viviendo a costillas de su madre. Tú, por otro lado, ahora has ingresado a lo que se considera la espera más agonizante de tu vida.

### Toda la verdad y nada más que la verdad
### Habrá ropa interior de malla en ese momento

Si nadie te ha contado sobre esto, te alegrará saber que tendrás que llevar poca ropa interior al hospital porque te darán ropa interior desechable de malla mientras estés ahí. Es la ropa interior más extraña de la historia: es como usar una red para el cabello. Pero cuando empieces a sangrar en grandes cantidades, entenderás la necesidad de que sean desechables.

La ropa interior que empaques deberá ser la más fea y la que no te importe no volver a ver jamás (la ropa interior de maternidad es una gran alternativa).

### Cómo ser realista cuando lo único que quieres es volver a ser delgada (o al menos no tan voluminosa)

Empaca tu ropa de maternidad —pantalones de mezclilla, pantalones cortos o tus pantalones favoritos— para llevar al hospital. No es lo que desearías, pero lo debes hacer. Tu cuerpo tiene la capacidad de dar vida. Lograste superar el trabajo de parto. ¡Eres maravillosa! Pero no eres tan maravillosa como para volver a caber en tu ropa de antes del embarazo cuando te den de alta (a menos que te pasen directamente de la sala de partos al quirófano para que te hagan una liposucción y una abdominoplastía). Si en verdad no necesitas tus pantalones de maternidad al salir del hospital, qué maravilla. Pero si los necesitas y no los empacaste tendrás que tomar tu gran panza, echártela sobre el hombro y salir así del hospital.

## Día 6

### Consejos desde las trincheras
Lo que hay que empacar

«¡Comida! Lleva muchas cosas para comer y cajitas de jugo. En las comidas te darán unos vasitos diminutos de jugo que no te quitarán para nada la sed».

Vandette, mamá de Jonathan

«Los hospitales tienen las peores almohadas. Compra una almohada barata pero decente para llevarte al hospital. Ponle una funda vieja o barata en caso de que se pierda».

Gina, mamá de Landis y Brandon

«Tu bata. Te dará tanto gusto recordarlo. Yo me tuve que poner una bata de hospital al revés para taparme hasta que mi esposo me trajo la mía».

Karen, mamá de Trevor y Sarah

«Me dio mucho gusto que mi hermana me haya recomendado que no regresara a casa con un vestido. Necesitas el soporte de los pantalones para que tu supertoalla sanitaria se quede en su lugar».

Melissa, mamá de Alyssa y Maya

«Ambas veces olvidé empacar la ropa para que el bebé regresara a casa. Le tuve que pedir a mi esposo que la trajera y la escogió mal toda».

Margaret, mamá de Shane y Colleen

«Una amiga me recomendó que llevara mi jabón favorito, champú y acondicionador porque los del hospital serían malísimos. El champú del hospital no hace espuma. Pero dejé en casa mi cepillo de dientes porque no quería que se llenara de gérmenes».

Beth, mamá de Scott

«Para mi segundo parto, llevé pequeños marcos, libritos y tarjetas para las enfermeras. Te enamorarás de las tuyas».

Maris, mamá de William y Lacey

«Ropa limpia y un cepillo de dientes para mi esposo».

Laurie, mamá de Anthony Jr.

# Día 5

### En este momento
Empieza a programar a las niñeras

Los amigos y familiares te dirán: «Cuando ya estén en la rutina, si quieren salir un día, me encantaría cuidar al bebé».

No les digas: «¡Gracias!». Toma el calendario o el organizador de tu teléfono y elige la fecha. Aunque, cuando tengas al bebé, pensarás: «Nunca lo podría dejar con alguien más», en unos cuatro meses necesitarás una noche a solas con tu pareja.

### Cómo decidir sobre las visitas

Cuando estés en el hospital, tu regla deberá ser: ¿Quién no me importa que me vea (1) dejando un rastro de sangre mientras camino hacia el baño o (2) intentando que mi bebé se prenda de mi pecho hinchado y con goteras?

Eso elimina al tío José de la lista y lo manda al estacionamiento. Tal vez quieras que las visitas sean sólo parientes cercanos que sepan que tienen que tocar y esperar a que les abras.

### Lista de pendientes
Escribe tu lista de personas a quienes les avisarás

(Esta lista se parecerá bastante a tu lista de niñeras voluntarias).

Escribir una lista de personas para que tu pareja les hable desde el hospital es una maravillosa manera de darle a la gente tus noticias, e incluso una mejor manera de comunicar que aún no estás lista para las visitas. Pueden decirles: «Les hablaremos en cuanto regresemos a la casa». (Así entenderán la indirecta).

# Día 4

## En este momento
### Es tiempo de que instales el asiento de bebé en el coche

Hablando de ponerte nerviosa: cuando estés en el hospital, lo último que va a querer estar haciendo tu pareja será instalar el asiento para bebé en el coche. Esto puede tomar varias horas. También se necesita de dos personas, una para leer las instrucciones y otra para hacer lo que dicen; una para dudar de la instalación y otra para reinstalarla. (Conserva las instrucciones en caso de que tengas que mover el asiento a otro coche).

## Lista de pendientes
### Envía a tu pareja a la estación de policía

No para que lo arresten, sino para que verifique cómo se instalan los asientos para bebé. No hay nada más importante que tener bien instalado el asiento de tu bebé en el auto. Muchas comunidades cuentan con un oficial de policía que está entrenado para verificar que la instalación sea correcta. Si no existe este servicio en tu comunidad, ponte en contacto con el vendedor del auto. Recuerda: no podrás salir del hospital con tu bebé a menos que tengas un asiento de bebé para auto que vea hacia atrás y que esté adecuadamente instalado (tu enfermera lo verificará).

## Cómo mejorar tu ánimo

Mientras tu pareja esté instalando el asiento, ve a un *spa* de verdad y hazte una pedicura. Te sorprenderá la cantidad de gente que te dirá en el hospital lo bien que se ven tus pies. El resto de tu cuerpo estará hinchado y en un estado patidifuso transitorio, así que te alegrará tener los dedos de los pies lindos.

# Día 3

## ¡Alerta!, prepárate para esperar
### ¿Será o no puntual?

¿Te pasarás de tu fecha probable de parto? ¿Es posible que dure más este embarazo? La respuesta es: sí, probablemente sí. Ésta es en verdad la espera más agonizante en Embaracilandia. Prácticamente estarás llorando todo el tiempo y odiarás a todo el mundo.

## En este momento
### Tu bebé ya hizo también sus maletas

De cierta forma, así es. Ya se está preparando también para el nacimiento. Cuando finalmente inicie la labor de parto, tu bebé, a diferencia de ti, sabrá exactamente lo que debe hacer.

Para empezar, sus hormonas fetales aumentarán para que pueda mantener sus niveles de azúcar en la sangre y su presión. Reprimirá sus movimientos de práctica de respiración para ahorrar energía para su entrada de cumpleaños y, cuando llegue el momento, absorberá el fluido en sus pulmones después de la primera respiración. Bastante impresionante.

## Toda la verdad y nada más que la verdad
### Deberás saber...

Si tienes a tu bebé en agosto o septiembre, tus probabilidades de ser enviada de regreso a casa en las primeras etapas del trabajo de parto son más altas. ¿La razón? Éstos son los meses más populares para que nazcan los bebés, así que no habrá mucho espacio.

# Día 2

## Toda la verdad y nada más que la verdad
### Sólo el pegamento se une instantáneamente

Ahora que estás tan cerca del día en que por fin conocerás a tu bebé, necesitarás recordar que ese fuerte vínculo con él, aunque tengas un parto vaginal, no siempre surge de manera instantánea. Sentir ese lazo con tu nuevo bebé puede llevar varios días, semanas o incluso meses.

Aunque ciertas mujeres sí experimentan el «amor a primera vista», recuerda que probablemente estarás exhausta y bajo los efectos secundarios de tus medicamentos. Tal vez no sentirás nada excepto alivio de que tu trabajo de parto o cesárea ya haya terminado. Tal vez incluso estés emocionada de que tu pareja esté ahí para cargar al bebé porque quizá tú en este momento no puedas concentrarte en él hasta que te sientas un poco más estable. Está bien, se conocerán después. El amor es enorme y necesita absorberse y experimentarse con el tiempo. De otra manera, te dejaría sin aliento.

## Consejos desde las trincheras
### Tal vez te sientas como si estuvieras en una burbuja

«En el instante que nació Christopher, recuerdo estar pensando: "¡No puedo creer que realmente había alguien ahí dentro!". Pesó más de 4 kg y yo tenía una panza enorme, así que no sé qué era lo que tanto me sorprendía. Pero verlo me impactó, en verdad había una persona ahí dentro. Fue impresionante».

Meg, mamá de Christopher, Patrick y Erin

# Día 1

## En este momento

¡Llegó el día 1 de la cuenta regresiva! Lo lograste. Durante 280 días (más o menos) has sobrevivido a todas las altas y bajas de Embaracilandia. No importa lo que suceda este día, has realizado un recorrido increíble y estás a punto de embarcarte en otro más impresionante, ¡la maternidad! Lo único que quieres es conocer a tu bebé. Y lo conocerás muy pronto.

## Lista de pendientes
### Tómate un minuto para reflexionar

Respira profundamente y recuerda este momento. Este momento podría marcar el instante en que termina un embarazo y empieza una nueva vida. Pronto ya tendrás tu historia de parto, una historia que contarás una y otra vez porque te has ganado el derecho. Estás a punto de experimentar un cambio en tu vida que te unirá con todas las demás madres. Será la historia que le contarás a tu hijo cada año, el momento de aquel día que se convirtió en la experiencia de una vida.

También aprenderás que los miedos no terminan aquí sino que se vuelven infinitos cuando nace tu bebé. Pero está bien, porque ese intenso miedo también te hará maravillarte cada vez que mires dentro de los ojos de tu bebé.

Realmente vas a ser mamá. Y realmente serás fantástica.

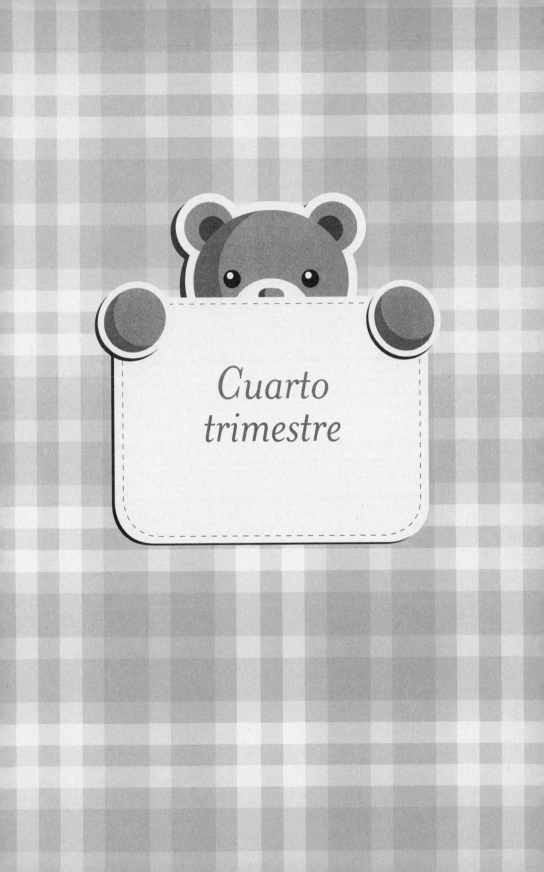

# Cuarto
# trimestre

# 1 día después de la fecha probable de parto

## Toda la verdad y nada más que la verdad
### Con más comezón, de peor humor y todavía más voluminosa

Ya iniciaste el cuarto trimestre, el trimestre que ni siquiera sabías que existía hace 281 días (perdón, alguien tenía que decírtelo: sí hay un trimestre más). Éste es el trimestre sorpresa que nadie te cuenta, el que empieza hoy y no termina hasta que tu bebé hace su aparición.

## En este momento
### ¿Por qué yo?

La razón más probable es que se haya calculado mal tu fecha probable de parto y en realidad no te has pasado de fecha sino que vas justo a tiempo. Además, sigue siendo un misterio por qué algunas embarazadas pueden mantenerse en ese estado más tiempo que otras. No es que hayas hecho algo mal, échale la culpa a la Madre Naturaleza (que ya sabes que es un hombre haciéndose pasar por mujer).

## Consejos desde las trincheras
### Por lo menos, el final ya está a la vista

«Aunque pasarse de la fecha es una agonía que sólo se puede comparar con las náuseas, al menos sabes que tendrás a tu bebé, de una u otra forma, a más tardar en dos semanas. El final realmente está ya a la vista».

Clare, mamá de Annie y Grace

# 2 días después de la fecha probable de parto

## Por órdenes de la doctora
### No sabemos qué detona la labor de parto

«Pasarse de la fecha es frustrante. Ya pasaste por todos los trimestres y te mueres de ganas de conocer a tu bebé. Naturalmente la gente siempre me pregunta: «¿Qué es lo que hace que el trabajo de parto inicie?». Me gustaría poder darles una respuesta definitiva. Hay una serie de factores que contribuyen a iniciarlo, pero nadie sabe qué es exactamente lo que lo detona. Parece ser que cuando el bebé ya está listo envía una señal hormonal a la madre, la cual inicia una cascada de eventos hormonales que conducen al parto.

»Existen muchas señales de que tu cuerpo se está preparando, pero ninguna es indicativa de que la labor empezará pronto. Cuando te hayas pasado de la fecha, escucharás a los doctores hablar sobre madurez cervical, lo cual significa que el cuello de tu matriz está haciéndose suave, se está adelgazando y está dilatándose.

»Muchas mujeres preguntan por qué no las inducimos en cuanto pasan su fecha probable de parto. La razón es que si tú y tu bebé no están listos para entrar en trabajo de parto, no se puede provocar el parto a pesar de que te suministren grandes cantidades de oxitocina (es una forma sintética de la hormona que se administra intravenosamente). Para que la inducción proceda bien, tu doctor buscará que tu cuello esté lo más maduro posible; hasta que eso suceda el doctor o partera va a pedirte que esperes y pongas atención».

K. N.

# 3 días después de la fecha probable de parto

**Toda la verdad y nada más que la verdad**
**¿Es verdad que si tienes sexo provocará que llegue el bebé?**

El sexo tal vez sea lo que empezó todo, pero ¿puede ser también el final?

Con tus dimensiones, nivel de incomodidad y mal humor, el sexo no será muy divertido así que si lo vas a hacer (y si puedes convencer a tu pareja que participe también), querrás saber si en efecto iniciará la labor de parto.

Nadie conoce la respuesta, pero si tomamos en cuenta la cantidad de mujeres que te confesará que lo intentó y no funcionó, probablemente no sirva de nada. No importa que el semen contenga algunas prostaglandinas, las hormonas que ayudan a inducir el parto, y que un orgasmo libere oxitocina y estimule unas cuantas contracciones.

Piénsalo. Si el sexo ayudara a iniciar la labor de parto, habría muy pocos bebés que se pasarían de la fecha probable de parto, ¿no crees?

**En este momento**
**No te quites el brasier de maternidad**

Tal vez hayas escuchado que la estimulación de los pezones también puede hacer que las cosas empiecen a andar. Aunque los estudios han demostrado que si tuerces y pellizcas los pezones sí se libera oxitocina, otros estudios han demostrado que eso sólo sirve si el cuello de tu matriz está maduro. En resumen: no hay evidencias concluyentes de que funcione y unas contracciones prolongadas en este momento tal vez estresarían a tu bebé, lo cual definitivamente causaría una tensión para ti y tu pareja, así que no lo intentes en casa.

# 4 días después de la fecha probable de parto

## Consejos desde las trincheras
### Bueno, intentarás lo que sea

«Sophia, mi primera hija, llegó cuatro días después de la fecha probable, pero con Ava, aunque no lo creas, me tuvieron que inducir porque ya estaba acercándome a las dos semanas de retraso. Intenté todos los mitos para que Ava naciera: sexo todos los días (que, si me permites ser directa, incluía la estimulación de pezones), y déjame decirte que el sexo a los nueve meses no es cómodo; tomé té de frambuesa, me daba ducha tras ducha, caminaba a todas partes…, hasta vi a un quiropráctico que pensó que tal vez mi pelvis estaba desalineada y que si la alineaba, el bebé saldría… ¡falso!».

Dawn, mamá de Sophia y Ava

## En este momento
### ¿Mi vida de pareja regresará en algún momento?

Tal vez te estés preguntando, y tu pareja definitivamente está pensando en esto, que si alguna vez volverás a tener sexo por tu propia voluntad cuando termine tu embarazo.

Según una encuesta de diecisiete mil hombres y tres mil mujeres realizada en BabyCenter.com, la respuesta para 60% de las parejas fue un «sí». Desafortunadamente, el otro 40% dijo que su vida sexual se hizo menos satisfactoria después del nacimiento. Es difícil ser sexy cuando tienes que cuidar a un bebé todo el día.

## Consejos desde las trincheras
### Una nueva normalidad

«El sexo normal de antes del bebé ya no será posible. Ahora tendrás que hacer otra nueva rutina. Después del bebé, yo estaba demasiado cansada en la noche. Por ahora, tenemos sexo mientras el bebé duerme durante el día… Cuando nuestro hijo deje de tomar siestas, ya buscaremos otra nueva rutina».

Mamá anónima

# 5 días después de la fecha probable de parto

**Toda la verdad y nada más que la verdad**
### ¿Acción después de seis semanas?

Tal vez te sientas mucho mejor seis semanas después del nacimiento pero, tras la experiencia transformadora del parto y con tu vagina traumatizada o el dolor de la cesárea, es posible que te tome mucho más que seis semanas recuperar tu cuerpo.

La leyenda urbana de «seis semanas y vuelves a la normalidad» surgió porque a las seis semanas las mujeres van con su médico a la última consulta posparto. Seis semanas es el tiempo promedio que le lleva a tu útero regresar a su tamaño normal, pero eso será tal vez lo único que esté de vuelta a la normalidad durante varios meses.

Como para entonces los doctores dicen que puedes volver a tener sexo, la gente (bueno, los hombres) tiene la idea de que en realidad vas a *querer* tener sexo otra vez. Tal vez sí, pero tal vez no. Date tiempo para sanar sin ninguna fecha límite que te presione.

**Consejos desde las trincheras**
### Seguro estás tomándome el pelo

«Mi bebé pesó 4.3 kg y tenía la cabeza enorme. Lo parí vaginalmente después de pujar dos horas y media. Le dije a mi esposo: "No me importa lo que diga el médico en mi revisión de seis semanas, el sexo está tan lejos de mi mente en este momento que en tres meses todavía me hará falta un *six-pack* de cervezas y una película pornográfica para que me den ganas"».

Ellen, mamá de Christopher

# 6 días después de la fecha probable de parto

## Cómo comer para inducir el parto

Tal vez hayas escuchado que una forma de hacer que el trabajo de parto inicie es comiendo berenjenas a la parmesana. Esta historia comenzó con un reportaje sobre las mujeres de Smyrna en Georgia, E.U., que entraban en trabajo de parto máximo cuarenta y ocho horas después de ir a comer una berenjena en un restaurante llamado Scalini's. De hecho, los dueños ahora tienen más de trescientas fotografías de bebés que supuestamente nacieron después de que sus madres comieran la berenjena.

Así que, si no vives en Georgia, intenta prepararlas en casa o ir a tu restaurante italiano favorito. ¿Qué puedes perder?

## Lista de pendientes
### Haz una ensalada de embarazo

¿Otro mito del embarazo que circula por internet?, ¿será real?

Supuestamente, si combinas partes iguales de lechuga romana, berro y col roja con aderezo de vinagre balsámico y trozos de queso gorgonzola, pronto iniciará tu labor de parto. Sin embargo, muchas mujeres comen aderezo de vinagre balsámico durante todo el embarazo, así que probablemente no funcione, pero por lo menos ya comiste una ensalada.

## Toda la verdad y nada más que la verdad
### Estimular tus intestinos

Sabes que estás desesperada cuando estás pensando en el aceite de ricino, ya que éste es un fuerte laxante. Aunque estimular tu intestino puede causar algunas contracciones uterinas, no existen estudios concluyentes que demuestren que realmente funcione, y además es muy, muy desagradable. Sólo te quedan unos días más, ¿por qué tendrías que pasar por esto?

# 7 días después de la fecha probable de parto

**Por órdenes de la doctora**
**Tal vez el doctor te desprenda las membranas**

« En algún momento, en un esfuerzo por acelerar las cosas y hacer que tu cuello uterino se ponga de humor para el parto, tu médico o partera puede realizar una maniobra que se llama el *desprendimiento de membranas*.

»Tu doctor inserta el dedo en tu cuello y hace un movimiento de barrido circular. Este movimiento separa el saco amniótico de la apertura del cuello y del segmento inferior del útero.

»En el mejor de los casos es incómodo por la presión; en el peor, es muy doloroso. Pero el procedimiento es rápido, unos treinta y cinco segundos, y tal vez le dé el empujón necesario a tu cuerpo para que la labor de parto empiece en las siguientes veinticuatro horas. Si tu doctor recomienda este procedimiento, pídele que te platique sobre los pros y los contras antes de que tomes una decisión».

K. N.

**Consejos desde las trincheras**
**¡El dolor valió la pena!**

« He tenido tres hijos y con cada uno me han tenido que desprender las membranas porque solamente avanzaba a dos o tres centímetros y ya no continuaba. En unas cuantas horas después del procedimiento, entraba en labor de parto. Para mí, la incomodidad valió la pena».

Tracy, mamá de Jake, Paul y Shannon

# 8 días después de la fecha probable de parto

**Por órdenes de la doctora**
Qué pasará en la revisión de esta semana

«Cuando lleves una semana de retraso, tu doctor o partera te hará una prueba para ver si el bebé está bien: revisará su ritmo cardiaco tanto en reposo como en movimiento aproximadamente durante 20 minutos. Así como tu corazón late más rápido cuando estás activa, el de tu bebé también. Te realizarán un ultrasonido para ver si la cantidad de líquido amniótico es adecuada.

»Si tu bebé no pasa esta prueba, no te asustes. Tu doctor te hará entonces un ultrasonido especial llamado *perfil biofísico* que evalúa el cuerpo y los movimientos de respiración del bebé, así como el nivel de líquido amniótico que lo rodea. Si el resultado es satisfactorio, todo va bien. Tu doctor probablemente platicará contigo la estrategia para inducirte si es que no empiezas la labor de parto a finales de esta semana».

K. N.

**Lista de pendientes**
Cambia el mensaje de tu contestadora

«Perdón, no puedo contestar, pero si me ibas a preguntar si ya nació el bebé, tendría que matarte. ¿No crees que si ya hubiera nacido ya te hubieras enterado?».

# 9 días después de la fecha probable de parto

### Por órdenes de la doctora
Inducción médica del parto

«Si tu cuello está suave y dilatado, ya está maduro y listo para el parto. La ruptura del saco amniótico suele ser incómoda pero no dolorosa y puede hacer que inicien las contracciones. En este momento también suele empezarse a administrar la oxitocina vía intravenosa.

»Si tu cuello todavía no está listo, el doctor puede intentar alguna técnica para que madure antes de que te administren la oxitocina. Algunos médicos insertan un medicamento que contiene prostaglandinas (como el cervidil) alrededor del cuello. Este medicamento permanece ahí entre diez y doce horas. Por lo general, suaviza el cuello pero también puede estimular la labor de parto.

»Existe otro medicamento, el Cytotec u omisoprostol, que puede ayudar a empezar la labor y se puede colocar vaginalmente o administrarse oralmente cada 4 o 6 horas.

»Algunos doctores insertan un catéter en el cuello con un pequeño globo en el punta. El globo se infla con agua y presiona el cuello para estimular la liberación de prostaglandinas que harán que se abra y suavice. Cuando tu cuello empiece a dilatarse, el globo se sale y te quitan el catéter».

K. N.

### Consejos desde las trincheras
El propósito de pasarse de fechas

«Me causaba mucho temor la labor de parto a lo largo de todo el embarazo. Pero después de llegar a la semana 41, realmente llegué a mi punto de quiebre y ya quería que el embarazo *terminara* y que el bebé saliera, sin importar cuánto dolor tuviera que sentir. Pasarme de la fecha me ayudó mentalmente a sentir menos miedo».

Margaret, mamá de Shane y Colleen

# 10 días después de la fecha probable de parto

**Cómo saber que una embarazada está lista para la inducción**

Sabes que estás muy pasada de la fecha probable cuando:

- Estás usando el mismo par de pantalones de maternidad y sólo te cambias entre las dos camisas que todavía te entran.
- Tienes sólo dos emociones: odio y más odio.
- Entiendes por qué no existe una Barbie de Maternidad o un Compañero de Parto Ken.
- Te sientes fenomenalmente enorme y, si alguien te dice que estás pequeña, irónicamente, pero con toda razón, odiarás a esa persona.

**Por órdenes de la doctora**

**¿Cuáles son los riesgos de la inducción?**

«El mayor riesgo es que la inducción no funcione. Así que puedes terminar en una cesárea. Esto puede constituir un duro golpe emocional en especial si llevas tres días con intentos de entrar en labor de parto.

»Algunos medicamentos utilizados en la inducción pueden provocar contracciones uterinas muy fuertes que, a su vez, pueden estresar al bebé, así que tendrán que monitorearte muy de cerca y tus movimientos estarán limitados. Pero debes recordar que esa vigilancia será lo que le permita al doctor asegurar tu salud, la de tu bebé y un resultado positivo».

K. N.

# 11 días después de la fecha probable de parto

**En este momento**
### Lo que debes saber sobre la *tristeza posparto*

Naturalmente, cuando te has pasado de la fecha, te sientes miserable, impaciente y básicamente podrías llorar todo el tiempo. Ésta es la depresión del *retraso de parto*. Después seguirá la *tristeza posparto*.

Crees, y esperas, que tener un bebé será el momento más dichoso de tu vida. Y lo es, a veces. Pero junto con la dicha de tu nuevo bebé también viene una tristeza posparto: llanto, soledad, sentimientos de ineptitud, vulnerabilidad y miedos de no poder manejar la maternidad o de que harás algo mal.

La Asociación Nacional de Salud Mental de E.U. calcula que 80% de las mujeres experimenta este sentimiento y que es provocado por (¿qué más?) los cambios en los niveles hormonales, la fatiga y este difícil periodo de transición para toda mujer y pareja. Por lo general, esta tristeza llega unos días después del parto y empieza a decrecer en dos semanas.

**Toda la verdad y nada más que la verdad**
### Si tu tristeza empeora

Si tu tristeza se agrava o si te sientes aún más triste, ansiosa, desesperada, o tienes ideas inquietantes, es posible que tengas *depresión posparto*. Ésta puede llegar a ser una condición seria pero es tratable si buscas ayuda. La Asociación Nacional de Salud Mental de E.U. estima que entre 10 y 20 % de las mujeres sufre depresión posparto. Esto se traduce en cientos de miles de mujeres, así que si te sucede a ti, sabrás que no estás sola.

# 12 días después de la fecha probable de parto

## Lista de pendientes
### Puedes visitar algunos sitios en línea

Puedes buscar algún sitio por internet y solicitar ayuda para reconocer y manejar tu depresión posparto. Existen organizaciones confidenciales que ofrecen apoyo en línea brindado por mamás que sufrieron de esta condición y que ahora están sanas y han sido capacitadas para ayudar a otras madres. No te preocupes, nadie pensará que estás loca o que no eres buena madre.

## Toda la verdad y nada más que la verdad
### Tu última oportunidad de dormir

Es muy difícil relajarte después de que pasa tu fecha probable de parto, pero intenta dormir un poco ahora que todavía puedes. Como descubrirás en unos días, el hospital no es un buen sitio para una mujer exhausta.

La falta importante de sueño empieza en tu tercer trimestre y continúa durante tu estancia en el hospital. Incluso si no estás amamantando, las enfermeras te presionarán para que le des a tu bebé todos los biberones que le tocan en la noche; e incluso si las convences (o si el doctor lo indica en tu historial clínico) de que necesitas dormir y de que tendrás muchas oportunidades de hacer los biberones de las cuatro de la mañana en casa, una enfermera o ayudante de todas maneras entrará periódicamente a revisar tus signos vitales. Incluso si logras dormir durante eso, se te terminarán los analgésicos o necesitarás usar el baño y volver a cambiar tu toalla. Si tienes al bebé en cama contigo y te quedas dormida, ¡puedes despertar horrorizada de que le hayas dado un codazo!

# 13 días después de tu fecha probable de parto

## En este momento
### ¡Un hijo es suficiente! ¡Mucho más que suficiente!

No se necesitan explicaciones en esto, aunque realmente puede ser que cambies de opinión. Si nadie se recuperara de las dificultades del tercer (y cuarto) trimestre, nadie tendría más de un hijo.

## Consejos desde las trincheras
### Sobrevivir a la nueva maternidad...

«En lo que respecta a las sorpresas, no me di cuenta de que ser madre sería un juego de adivinar. ¿Por qué llora? ¿Gases? ¿Hambre? ¿Pañal? ¿Dientes? ¿Infección del oído? Es un rompecabezas constante e interactivo y cuando finalmente hayas logrado descifrar las señales de tu bebé, entonces las cambiará».

Susan, mamá de Ian y Oona

«En cuanto puedas conducir, salte de la casa y busca otras mamás nuevas. Camina por tu zona. Únete a un grupo de juegos de inmediato; necesitas a las otras mamás para sobrevivir».

Cindi, mamá de Ryan y Claire

«No olvides que tú también tienes que comer: yo iba de una cosa a la siguiente con el bebé, y de pronto ya era la hora de la cena y me daba cuenta de que no había comido nada durante todo el día».

Michelle, mamá de Emily

«Al principio, permite que tus expectativas sean muy bajas sobre lo que lograrás hacer: tal vez una o dos cosas al día; una de ellas es una ducha».

Clare, mamá de Annie y Grace

«Tienes que aceptar que tu esposo tendrá su propia manera de hacer las cosas y que pelearán porque vas a querer que lo haga a tu manera. Estarás un poco loca sobre *tu* manera de hacer las cosas al principio».

Wanda, mamá de Tyree y Shanta

# 14 días después de la fecha probable de parto

### Consejos desde las trincheras
### El fracaso no existe

«He leído que algunas mujeres consideran la cesárea e incluso la inducción como un fracaso. ¿Cómo puedes fracasar si tu cuello uterino no se mueve o si tu bebé venía de nalgas o si su ritmo cardiaco tuvo una desaceleración? ¡Sólo agradece que tengas a tu bebé sano!».

Jen, mamá de Jack y Madison

### Toda la verdad y nada más que la verdad
### Bueno, no salió como lo planeabas

Bueno, entonces no sentiste una contracción del tamaño del big-bang el día de tu fecha probable de parto, no fuiste al hospital para encontrarte con el anestesiólogo que te iba a poner la epidural y no pariste a tu hijo treinta minutos después mientras te comías un sándwich de pavo.

Nadie tiene el parto que se imaginó porque el parto es casi imposible de imaginar. ¿Recuerdas que pensabas saber cómo sería el embarazo? ¡Y ahora mírate!

### En este momento
### Una puerta se cierra (después de que apenas cupiste por ella)

Ésta es tu bienvenida oficial, aunque un poco anticipada, al siguiente club: uno tan distinto que es como si estuvieras en otro planeta, en el planeta Maternidad.

En el planeta Maternidad nada funciona como pensabas que funcionaría. En ciertos momentos es más difícil de lo que jamás imaginaste, pero finalmente es un viaje tan lleno de amor y transformación que te preguntarás qué era lo que le daba significado a tu vida antes.

¡En menos de veinticuatro horas serás madre y serás maravillosa!

# Índice

# Agradecimientos

No es común escribir un libro sin ayuda, y yo en verdad recibí muchísima con éste. A todas las mujeres que compartieron sus experiencias de embarazo conmigo, les estoy agradecida (a todas las desconocidas que les hice preguntas en la tienda: ¿ya ven? No era una loca, en verdad estaba escribiendo un libro).

En primer lugar, gracias a la doctora Kara Nakisbendi: eres una persona genial y me hace feliz saber que existen doctoras como tú. No podría haber hecho este libro sin ti.

A continuación, me gustaría agradecer a todas las mujeres de mi grupo de mamás. En particular le agradezco a Jen McDougall, Marianne Marquet, Dawn Poeta y Alison Walton por compartir sus asuntos con tanta generosidad y honestidad.

Me gustaría también agradecer a mi editor, Dave Borenicht, por «entender» este libro y permitirme escribirlo. Cuando conocí a Dave hace muchos años, me quedó claro que algún día construiría su exitoso imperio editorial. No me sorprende que lo lograra y que siga siendo una de las personas más agradables que conozco.

A mi muy talentoso editor, Jason Pekulak, padre de un hijo, le debo un enorme agradecimiento. Cuando este libro se convirtió en un embarazo real —mucho más difícil de lo que yo pensaba y muy pasado de la fecha—, Jason estuvo al pie del cañón conmigo.

Gracias a la directora editorial de Quirk, Erin Slonaker, por su gran ayuda para que todo se combinara a la perfección. Y también gracias a Jon Barthmus en Skidmutro Creative + Layout por el divertido diseño del libro. ¡Quedó perfecto!

Finalmente, quiero agradecer a mis hermanas Kathy (Kate) Holemans y Clare Daniels por mostrarme cómo ser madre, cómo poder ser realista y por hacerme reír en los días difíciles.

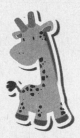

*Cuenta regresiva del embarazo.*
*Nueve meses de consejos prácticos y verdades sin censura,*
de Susan Magee y la doctora Kara Nakisbendi
se terminó de imprimir y encuadernar en enero de 2013
en Quad/Graphics Querétaro, S. A. de C.V.
lote 37, fraccionamiento Agro-Industrial La Cruz
Villa del Marqués, QT-76240